虚拟手术系列专著

虚拟手术系统基础问题

王沫楠　著

U0263508

科学出版社

北　京

内 容 简 介

本书以虚拟手术系统中的基础问题研究为核心内容,详细叙述几何建模算法与程序实现、网格划分算法与程序实现、皮下脂肪组织生物力学建模及仿真、基于纤维含量的关节软骨有限元建模及损伤修复分析、人体髋部有限元模型的构建及其应用、虚拟手术操作区自主选择算法、虚拟手术中的碰撞检测算法及程序实现、基于瞬态显示和延迟处理算法的切割初步实现等研究内容。本书在关节软骨有限元模型、髋部有限元模型、虚拟手术系统的加速计算、碰撞检测与切割算法等方面的介绍具有创新性,解决了虚拟手术系统研究中遇到的诸多关键问题,通过基础理论描述与应用实例分析相结合的叙述方式,能为计算机辅助医疗相关方向的研究者提供切实的帮助。

本书适用于从事人体组织建模、虚拟手术、计算机辅助医疗、医疗软件设计、医疗机器人等领域教学、科研与开发的教师、学生和研发人员等。

图书在版编目(CIP)数据

虚拟手术系统基础问题 / 王沫楠著. —北京:科学出版社,2019.11
ISBN 978-7-03-062373-7

Ⅰ. ①虚… Ⅱ. ①王… Ⅲ. ①虚拟技术－应用－外科手术－研究 Ⅳ. ①R61-39

中国版本图书馆 CIP 数据核字(2019)第 208710 号

责任编辑:阚 瑞 / 责任校对:郑金红
责任印制:徐晓晨 / 封面设计:迷底书装

科学出版社 出版
北京东黄城根北街 16 号
邮政编码:100717
http://www.sciencep.com

北京中石油彩色印刷有限责任公司 印刷
科学出版社发行 各地新华书店经销
*
2019 年 11 月第 一 版 开本:720×1 000 1/16
2020 年 1 月第二次印刷 印张:15 1/4
字数:300 000
定价:149.00 元
(如有印装质量问题,我社负责调换)

前　言

　　虚拟手术技术是一种多学科交叉的前沿技术,是从医学图像数据出发,应用计算机图形学重构出虚拟的人体软组织模型,模拟出虚拟的医学环境,并利用触觉交互设备(力反馈器)与之进行交互的模拟仿真系统。传统的手术过程存在风险高,患者痛苦大,术后效果不理想等缺点,手术效果受医生个人业务水平影响很大。近年来,外科微创手术成为热点,虚拟手术系统为医生提供了一个虚拟的 3D 环境以及可交互操作的平台,可以逼真地模拟临床手术的全过程。利用虚拟手术系统,医生可以在对患者实施复杂手术之前进行练习,把通过成像设备获取的患者图像及模型导入仿真系统。医生还可以对实际手术做出相应的规划,或者对病变缺损部位进行较精确的前期测量和估算,从而预见手术的复杂性。运用增强现实技术可以使医务工作者沉浸于虚拟的场景内,可以通过视、听、触觉感知并学习各种手术实际操作,体验并学习如何应付临床手术中的各类突发情况。虚拟手术系统的应用节约了培训医务人员的费用和时间,使非熟练人员进行手术的风险性大大降低,对提高医学教育与训练的效率和质量以及改善医学手术水平发展不平衡的现状有着特殊的意义。

　　本书提出构建虚拟手术仿真系统,设计的人体组织几何建模算法、网格划分算法、皮下脂肪组织生物力学有限元分析算法、关节软骨生物力学有限元分析算法、人体髋部有限元分析算法,既能够真实地再现人体组织力学特性,又能够通过自主编程实现仿真计算。设计的虚拟手术系统加速算法、基于仿经纬度空间降维思想碰撞检测算法、瞬态显示延迟处理的切割算法有效提高了虚拟手术系统中相关动作的执行效率。

　　本书在介绍虚拟手术基本概念和虚拟手术系统中常见的典型基础问题等基本研究背景的基础上,详述哈尔滨理工大学数字医学实验室近几年在虚拟手术基础问题研究中的一些成果,包括几何建模算法与程序实现、网格划分算法与程序实现、皮下脂肪组织生物力学建模及仿真、基于纤维含量的关节软骨有限元建模及损伤修复分析、人体髋部有限元模型的构建及其应用、虚拟手术系统自主选择算法、碰撞检测算法、切割算法及程序实现。创新性地提出基于仿经纬度空间降维思想的碰撞检测算法,通过引入双关键字的 skiplist 结构完成仿经纬度碰撞检测算法的数据结构设计,提出虚拟手术培训系统中碰撞检测模块的设计框架,通过纬度检测、包围盒检测、穿越算法检测、仿射坐标系精确检测四个环节完成基于仿经纬度空间降维思想的碰撞检测算法的粗检测功能和精确检测功能。基于仿经纬度空间降维思想的碰撞检测算法能够满足稳定性、高效性和实现精确检测的要求,可以作为虚拟手术培训系统中碰撞检测模块的核心算法。创新性地提出基于纤维含量建立关节软骨两相模型，该模型在纤维增强模型的基础上，对纤维增强弹簧模型、渗透率和胶原纤维部分进行改进，将所建立的软骨有限元模型应用于软骨损伤修复分析，对滑动条件下不同修复深度的软骨模型进行有限元分析，探讨在滑动时不同修复深度的关节软骨力学性能的差异，为患者选出最适合的软骨修复深度。创新性地提出基于肌肉群建立人体髋部有限元模型，并利用该模型进行着袜舒适度分析和假体接受腔有限元分析。

　　本书共分为 9 章：第 1 章为虚拟手术系统基础问题概述；第 2 章为几何建模算法与程序实现；第 3 章为网格划分算法与程序实现；第 4 章为皮下脂肪组织生物力学建模及仿真；第 5 章为基于纤维含量的关节软骨有限元建模及损伤修复分析；第 6 章为人体髋部有限元模型的构建及其应用；第 7 章为虚拟手术操作区自主选择算法；第 8 章为虚拟手术中的碰撞检测算法及程序实现；第 9 章为基于瞬态显示和延迟处理算法的切割初步实现。

　　本书的出版得到了国家自然科学基金项目(编号：61572159)、黑龙江省自然科学基金重点项目(编号：ZD2019E007)的支持。另外也要感谢李东辉、王健、杨骐佑、刘峰杰、曹家齐、马玉政在本书整理过程中付出的辛勤劳动。

　　由于作者水平有限，书中难免存在不足之处，敬请读者批评指正。

王沫楠

2019 年 5 月 18 日

目　　录

第 1 章　虚拟手术系统基础问题概述

虚拟手术系统是虚拟现实技术在医学领域的一个典型应用。虚拟手术是从医学图像数据出发，应用计算机图形学重构出虚拟的人体软组织模型，模拟出虚拟的医学环境，并利用触觉交互设备与之进行交互的手术系统。"VR＋医疗"正是通往"智慧健康"医疗模式的必由之路。

1.1　虚拟手术系统的发展

美国麻省理工学院（Massachusetts Institute of Technology，MIT）的 Delp 等在 20 世纪 80 年代研制了一个观察关节移植的系统，该系统可以根据参数学习医学知识，这是世界上首台公认的虚拟手术系统[1]。1994 年，美国国家医学图书馆开发"可视人"项目，并得到人体的切片数据，产生了"可视人"数据集[2]，这是一个伟大的创举，为今后的人体组织器官建模提供了精确的数据，之后涌现出大批通过三维建模获得的仿真器官模型，使虚拟手术技术得以迅速发展。1995 年，Levy 在虚拟手术中使用了力反馈设备，虽然当时的设备结构简单，但这也是世界上第一个带有触觉交互的虚拟手术系统[3]。

进入 21 世纪后，虚拟手术系统层出不穷，法国国家信息与自动化研究所（Institute National de Recherche en Informatique et en Automatique，INRIA）科研实验室的 Ayache 等基于有限元形变模型研制出了频率达到 300Hz 的力反馈设备和触觉手术系统[4]，如图 1.1 所示。该机构于 2010 年又开发出了基于腹腔镜的力反馈虚拟手术系统，采用有限元模型，建立了器官、骨骼等模型的连接关系，这个系统可以进行复杂的手术交互，引入了库仑摩擦模型，能够实现稳定的切割，如图 1.2 所示。

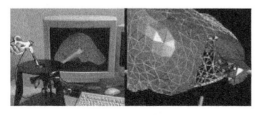
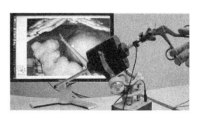

图 1.1　法国 INRIA 机构的虚拟肝脏切割手术系统　　　图 1.2　法国腹腔镜手术系统

德国 Karlsruhe 机构研发了微创虚拟手术系统，能够进行夹取、切割等手术操作，可以对组织器官进行抽吸和清洗，目前该系统已经应用于手术训练[5]，如图 1.3 所示。瑞士 Tuechschmid 等开发了虚拟子宫镜检查系统，这个系统高度模块化，扩展性、灵活性都非常好，系统把血管里面的手术操作成功运用在训练系统中[6,7]，如图 1.4 所示。

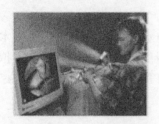
图 1.3　德国虚拟胆囊手术系统

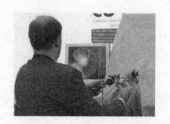
图 1.4　瑞士虚拟子宫镜训练系统

加拿大国家研究理事会开发了 Neuro Touch 手术系统，系统基于核磁影像和有限元模型，渲染出三维模型，有六个自由度，能够真实反映现实手术操作中的触觉交互。系统允许外科手术工具和双手在深部区域操作，虚拟手术环境中添加了流血模型，能够模拟大脑灰质出血和搏动[8]，如图 1.5 所示。

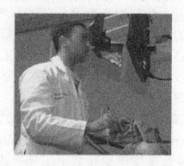
图 1.5　加拿大 Neuro Touch 手术系统

此外，日本东京慈惠会医科大学 Suzuki 所在团队研制出了人体肝脏组织虚拟手术系统[9]。荷兰代尔夫特理工大学的 Manoharan 等研制出两个自由度的触觉交互虚拟手术系统，模拟脊椎穿刺手术[10]。意大利比萨圣安娜大学的实验室研制出带有触觉的血管手术系统[11]。土耳其 Peterlik 等开发了具有非线性特性的肝脏手术系统[12]。美国亚利桑那州立大学研制出外科钻骨手术训练系统，系统还配置了评分模块，用以检测医生训练的熟悉度[13]。

1.2　医学图像配准问题

医学图像配准是将不同模态图像或不同时期的同一模态图像进行空间配准，

进一步将这些图像信息进行有效的融合，从而弥补单一影像设备所获取信息量不足的缺陷，为医生提供更准确、丰富的诊断信息，目前已广泛应用于图像诊断、图像指导手术规划和实时介入手术导航领域中。在实际应用中，根据研究对象建立合理的配准形变模型是非常重要的，直接影响着配准结果[14]。

1.2.1　弹性模型

1.　弹性体模型

假设待配准图像是一个各向同性同质的弹性体，图像的变形是在外力和内力共同作用下实现的[15]。Broit [16]首次提出弹性体图像配准，通过使用线弹性方程（也称为 Lame 方程）对图像变换进行正则化处理。通常图像的形变用 Navier 线性偏微分方程表示：

$$\mu\nabla^2 u(x,y,z) + (\lambda + \mu)\nabla(\nabla u(x,y,z)) + F(x,y,z) = 0 \qquad (1.1)$$

式中，$F(x,y,z)$ 是使图像产生变形的外力；$u(x,y,z)$ 是图像的位移场，表示在外力作用下图像中每个像素点在 x、y、z 方向上的位移量；∇ 为梯度算子；∇^2 为拉普拉斯算子；参数 λ 和 μ 是描述弹性体行为的 Lame 弹性常数。

初始的线弹性方程只适用于图像间存在小位移的配准，因为它存在变形重叠和导数的不连续问题。为了解决这个问题，一种光滑弹性样条方法被提出[17]，但这个方法需要较大的计算量。在图像配准过程中，保持变形前后图像各像素点的拓扑关系非常重要，微分形态映射是由变形能量的特定惩罚维持的，这使逆变换成为关键[18,19]。为了实现逆变换，文献[20]采用了正则化约束不一致变换，文献[21]将配准过程分为向前映射和向后映射两部分，并构造了逆一致变换。线弹性方程实际上是一个特定的一阶各向同性二次微分方程，可以通过设计高阶各向同性二次微分方程来正则化任何阶的弹性方程[22]。该方法已经被用于 Demons 算法中来代替高斯核函数[23]。

线弹性模型的一个重大缺陷是不能处理大的变形，在临床的图像配准应用中经常需要处理大的变形，如心肺的运动估计、肿瘤的生长检测等。He 等[24]提出使用一系列小的变形变换来实现大变形的配准。一些作者提出了引入非线性配准算法与生物力学模型来处理大的变形。这些方法已经成功应用于心脏运动估计[25-29]和脑移位估计[30,31]。Christensen[32]建立了一个超弹性模型，它结合了有限元方法的局部线性变换来实现非线性变换。Pennec 等[33]将变形过程从线弹性模型扩展到非线性模型，从理论上改善了针对大变形的变换。Yanovsky 等[34]提出基于 Venant-Kirchoff 弹性配准框架，添加一个辅助变量来解耦正则化和匹配项。Ahmad 等[35]将弹性动力学方程引入弹性配准中，使用弹性波建立非刚性变形模型，可以恢复大的变形，并取得了良好的脑部配准结果。Zhang 等[36]提出一种基于有限元方法的弹性配准模型，该模型使用自适应网格细化策略并根据图像强度信息自动对图像进行网格化。该方法可以通过删除一些无用的节点来减少计算时间，并且在局部图像配准中具有更高的准确性。

2. 径向基函数

在图像配准中，变形场可以通过基函数的线性组合来描述，变形过程即通过迭代计算使函数值为零。变形模型通常使用一组正交基函数构造，如小波基函数[37]、余弦函数[38]和薄板样条函数[39]等。径向基函数是一个取值仅仅依赖于插值点与原点距离 $\|x - x_i\|$ 的实值函数[40]：

$$f(x) = \sum_{i=1}^{N} \alpha_i R(\|x - x_i\|) \tag{1.2}$$

式中，$\|x - x_i\|$ 为在插值点 x 和基函数中心之间的距离；N 为坐标点数量；α_i 是权重系数，可以通过求解线性方程组来确定。

Eric 等[41]提出了用快速离散余弦变换进行磁共振成像(magnetic resonance imaging，MRI)图像弹性配准的算法。这种算法把变形映射定义为离散余弦变换的基函数的线性组合，系数是变换的参数，变形体之间的距离作为代价函数，用多参数和多尺度方法，结合共轭梯度法完成代价函数的优化，并使用快速离散余弦变换来计算代价函数及其梯度。文献[42]研究了基于标记点的径向基函数医学图像配准方法，并构造了由多项式和径向基函数组成的一般径向基函数配准模型。

径向基函数在曲面拟合应用中显示出了一定的优越性，尤其是高斯基函数、二次函数以及薄板样条函数，被广泛应用于医学图像配准中。但以上配准算法都是针对全局变换的图像配准，然而在一些情况下，医学图像中的畸变只存在于局部区域或者医生只关心某一特定区域内的信息，因此对于医学图像的非刚性配准来说，图像之间的变形往往是局部的，而上述几种径向基函数的支撑集都是无界的，因此不适合非刚体配准中具有局部变形的情况。为了实现局部变形，人们提出了使用插值技术来实现紧支撑或局部映射，如局部约束余弦函数[43]、弹性体样条模型[44]、改进的反距离加权方法[45,46]和样条函数变换模型[47]。

Fornefett 等[48]提出紧支撑径向基函数，通过在感兴趣区域设置一些特征点并设置影响半径来限制变换函数的作用域在某一范围内。紧支撑径向基函数具有局部可控性，随着到某一点的距离的加大，受该点的影响会逐渐减弱，在某一阈值外则完全不受影响。但该方法要求所有特征点的作用半径相同，配准结果有时不尽如人意。Cavoretto 等[49]使用紧支撑的径向基函数分析一些基于标记点的图像变换。结果表明相比于高斯变换和薄板样条函数，紧支撑径向基函数能够获得更好的配准结果。Liu 等[50]采用分层策略的 Wendland 径向基函数变形模型来实现对脑部图像的配准。基于径向基函数的配准方法计算比较复杂，Shusharina 等[51]通过求解线性方程组来计算正则化矢量场的径向基函数系数，它不需要梯度下降或其他数值优化。因此，该方法计算效率较高，并可以推广到任何类型的紧支撑径向基函数中。

3. 薄板样条函数

薄板样条函数基于径向基函数的样条中的一部分，由于其具有良好的平滑性能，薄板样条函数首先被 Bookstein[52]用于医学图像配准中来描述二维平面内发生的形变，是目前使用较多的一种样条函数配准方法[53-55]。薄板样条插值可以定义为

$$f(x,y) = A_1 + A_2 x + A_3 y + \sum_{i=1}^{N} F_i r_i^2 \ln r_i^2 \tag{1.3}$$

式中，A_1、A_2、A_3 为变换矩阵；$r_i^2 \ln r_i^2$ 为对数基函数，$r_i^2 = (x - x_i)^2 + (y - y_i)^2 + d^2$，$d$ 为刚度参数；$f(x,y)$ 为外加载荷。

Quatember 等[56,57]采用薄板样条算法来估计和分析心脏的呼吸运动，并取得了良好的效果。为了适应局部变形，Zhang 等[58]提出了紧支撑薄板样条函数，该方法具有创建平滑变形的优点。Allasia 等[59]提出基于标记点的 Lobachevsky 样条函数配准方法，Lobachevsky 样条函数是一类具有简单的分析表达式和紧支撑的样条函数。Wörz 等[60]提出了一种弹性样条函数配准方法，通过结合标记点、图像强度信息和高斯弹性体样条正则化方法来驱动图像变形，并使用多分辨率方法来减少计算时间，该方法结合并扩展了他们之前的工作[61]。

4. B 样条函数 FFD

基于 B 样条的变形模型由于具有良好的平滑约束和保持形状拓扑不变以及保证曲线连续的特性，被广泛应用于图像配准中[62-65]。Kybic 等[66]提出一种自动 B 样条配准方法，通过最小化图像强度和相应标记点距离的均方差来实现图像的配准。Sorzano 等[67]使用正则化约束来优化 B 样条配准算法。在这些研究中，标记点通常选择 B 样条网格节点，变形通常为根据图像强度信息的全局最优映射，因为 B 样条的全部控制节点通常被自动放置，所以对于局部变形配准效果不好。文献[68]和[69]提出了更复杂的、能够支持局部变形的 B 样条配准算法。Isola 等[70]采用 B 样条弹性配准算法来估计心脏的运动，用体积适应球基函数对离散的体积运动场进行运动补偿迭代，重建图像质量优于经典门控迭代法[71]重建的图像质量。

基于 B 样条的自由曲面变形(free form deform，FFD)配准算法具有良好的局部适应能力，但是这个算法在计算上是苛刻的[72]。最近，图形处理单元已被应用

于解决这个问题，并获得了很好的加速效果[73-75]。文献[76]中提出一种基于图形处理器（graphics processing unit，GPU）的弹性图像配准程序 Ezys，相比于其他算法明显提高了配准速度，并且对精度略有提高或几乎没有影响，因为加速是通过硬件的多线程运算实现的，并没有通过损失精度来提高配准速度。

1.2.2　黏性流体模型

在弹性配准中，变形能量与距离成正比，因此不能模拟大的局部变形。Christensen 等[77,78]提出了以黏性流体模型代替弹性模型的方法。流体配准能够提供更大程度的可变性，特别适合不同个体之间的配准。流体配准的变形可以用Navier-Stokes 偏微分方程表示[79]：

$$\mu\nabla^2 v(x,y,z) + (\lambda+\mu)\nabla(\nabla v(x,y,z)) + F(x,y,z) = 0 \tag{1.4}$$

式中，$F(x,y,z)$ 为作用在流体上的外力。

除了微分是作用于速度场 v，而不是位移场 u 外，方程（1.4）与方程（1.1）是类似的。在每一时间步长内，更新 $F(x,y,z)$ 来求解方程，速度场同位移场之间的联系如下：

$$v(x,y,z,t) = \frac{\partial u(x,y,z,t)}{\partial t} + v(x,y,z,t)\cdot\nabla u(x,y,z,t) \tag{1.5}$$

式中，$u(x,y,z,t)$ 为像素点在 x、y、z 方向上的位移与时间 t 的函数；$v(x,y,z,t)$ 为位移的速度场。原始流体配准算法计算速度很慢，文献[80]提出采用多线程计算加速，Bro-Nielsen 等[81]提出了利用快速卷积方法对黏性流体模型进行改进，提高计算速度。为了合理地约束配准过程，Lester 等[82]提出了一种非均匀黏性流体模型。文献[83]在 Atlas 增强配准设置中使用流体变形模型，并且这个模型被用于多模态图像的配准[84]。文献[85]提出一种多网格配准方法，将图像看作各向异性数据，并通过使用多分辨率方法来初步估计运动场。在文献[86]中使用了一种连续的逆向流体配准变量来记录扩散张量图像，并使用对称的 Kullback-Leibler 发散度作为匹配标准，通过评估朝向两个方向的匹配和正则化标准来实现逆向配准。

1.2.3　基于光流场模型

当估计流体运动时，如果速度是无散度的，则满足不可压缩性。基于这一观察，提出了基于光流场的图像配准算法[87]。在光流场模型中，待配准图像和参考图像被认为是图像序列 (x, y, z, t) 的连续时间采样，假设短时间间隔内运动前后特定空间点的图像灰度值保持不变，即

$$I(x,y,z,t) = I(x+\delta x, y+\delta y, z+\delta z, t+\delta t) \tag{1.6}$$

Horn 等[88]提出基于梯度的光流算法，并在光照不变假设基础上引入了全局平滑约束。文献[89]提出了用基于局部的光流约束进行计算，该研究假设光流在局部区域内是不变的，并对区域内不同点分配不同的权重，这种方法有效弥补了光流在处理较大运动速度上的缺陷。Uras 等[90]提出引入梯度不变假设进行计算，解决了传统的光照不变假设对光照变化敏感的问题。Brox 等[91,92]将 Uras 等提出的梯度不变假设和原始的光照不变假设结合起来构建能量方程的数据项，并改进了惩罚项以保持光流的精度。

Cuzol 等[93]将光流算法与亥姆霍兹分解相结合，通过无发散和无卷曲的参数图参数化 2D 流体运动。Saddi 等[94]通过使用亥姆霍兹分解将更新后的速度场投影映射到非发散矢量场中，将流体配准算法限制为不可压缩。所有这些技术都表现出令人满意的结果，并证明不可压缩性约束可以改善不可压缩流体运动的估计。

1. Demons 扩散模型

图像的配准过程可近似为从模板图像流动到待配准图像的过程，因此可以将光流场求解得到速度场作为配准所要求解的位移场来实现医学图像的变形配准。基于光流场的 Demons 算法最初由 Thirion[95]提出。其变形模型可以表示为

$$u = \frac{(M-F)\nabla F}{\left|\nabla F\right|^2 + (M-F)^2} \tag{1.7}$$

式中，∇F 为参考图像灰度梯度；u 为浮动图像向参考图像形变所需的位移量。

Demons 算法能够很好地适应大的变形，因此受到广泛关注，Wang 等[96]提出了一种主动 Demons 算法，将来自两幅图像绝对梯度的两个单向力叠加变为双向力，提高了配准精确度和收敛速度。Rogelj 等[97]提出一种对称的 Demons 算法，并发现其配准效果优于原始 Demons 算法。Vercauteren 等[98]提出了微 Demons 算法。与经典的 Demons 算法相反，在算法的每次迭代中，估计更新变换域，并使用更新后的变换域与之前的更新规则来测量当前变换。

Demons 算法不仅用于标量图像，还用于扩散张量图像[99]、多通道图像[100]以及不同几何形状的目标组织的图像配准[101]。Vercauteren 等[102]提出 Log-Demons 算法，它是一种非线性图像配准方法，它结合了 Log-Euclidean 算法和 Demons 算法，Log-Demons 算法的优点是它完全在对数域中工作并使用固定的速度场，这可以保证变形的可逆性并且获得真正的逆变换，因此它可以很好地适应大变形图像配准工作。Log-Demons 算法确保了不同形态的映射，它能够同时处理速度场和变换域，其复杂性与图像像素点数量成正比。然而，扩散先验知识可能不适合跟踪生物组织，因为它没有物理意义。Mansi 等[103]在 Log-Demons 基础

上提出基于矢量场的各向同性二次微分方程，通过有效的弹性正则化来代替高斯平滑。配准能量函数最终在无发散约束下最小化，得到不可压缩变形。弹性正则化和约束是线性的，相比于原 Log-Demons 算法，该算法计算简单、容易实现且不会影响精度。

在传统 Demons 算法中大多根据梯度信息来确定浮动图像像素点的位移方向，在梯度非常小时图像变换方向不能确定，会产生错误配准，文献[104]和[105]将曲率信息作为一个控制形变的驱动力因子引入 Demons 扩散方程，建立了一个具有梯度与曲率双重驱动力的非线性扩散模型。

2. 微分同胚 Demons 配准算法

上述 Demons 相关算法的一个重要缺陷就是不能得到可逆的变形场，不能很好地保证图像的拓扑结构。为了解决这个问题，Vercauteren 等考虑微观 Demons 力的作用和图像几何拓扑关系，提出了微分同胚 Demons 配准算法。该算法具有较高的计算效率，并且对大小变形都适用[106,107]。

在微分同胚 Demons 配准算法中，李群变换[108]的实现体现在算法公式的指数函数上，这就会导致计算上的大误差，也影响着计算的效率。为了解决这个问题，文献[109]通过取指数函数对数和采用小步长迭代来实现指数函数的解算，该算法有效地提高了计算效率。为了保证配准过程中图像的平滑性，通常要使用高斯滤波函数，这会导致图像精度的损失，影响配准结果。Lombaert 等[110]在基于微分同胚 Demons 配准算法的变形模型中引入了谱图理论。该算法通过将谱图理论与微分同胚 Demons 配准算法相结合来提取图像的光谱信息。但是，该算法中特征向量个数的选取是一个难题，同时该算法计算量较大，适用于像素数目较少的情况。实际上，谱图理论是一种流形学习方法[111]，属于数据降维技术[112,113]。近年来，人们注重把流形学习技术应用到图像分析与配准研究中[114-119]。如何准确刻画流形信息、减少计算量是流形学习在图像配准中面临的问题。

另一种方法是根据拉格朗日方程，通过速度场参数化变换[120]来实现大变形的图像配准。当速度场随时间变化时，可以使用大变形微分同胚映射来配准大的变形图像[121,122]。然而，速度场随时间的变化必须通过求解复杂的偏微分方程来获得，因此计算比较复杂。

1.2.4 基于先验知识配准

1. 神经网络模型

2006 年，Hinton 等提出利用神经网络进行数据降维的方法[123]，引出了"深度学习"的概念，这个概念提出之后便引起人们广泛的关注，深度学习是通过模拟人脑的分层模型结构，对接收的数据由底层到高层逐层提取数据特征，构建底层信号到高层信号的映射模型[124]，根据映射模型构建人工神经网络。在基于神经网络的配准模型中，需要选出与目标图像偏差最小的模板，针对这样的问题，Karniely 等[125]提出了基于神经网络的偏差估计方法。Li 等[126]提出了一种基于改进贝叶斯算法的神经网络模型。文献[127]提出了一种基于神经网络的扩展卡尔曼滤波(extended Kalman filtering, EKF)的误差配准方法，该方法使用 EKF 训练神经网络模型输出配准误差，同时估计目标状态，但 EKF 的线性化误差往往会严重影响最终的滤波精度，甚至导致滤波发散，造成输入神经网络的样本错误，从而影响输出的配准误差的准确性。

Fischer 等[128]提出利用卷积神经网络来获取图像的特征表达，应用该方法得到的特征匹配效果优于标准的尺度不变特征转换的特征匹配效果。Mahapatra 等[129]提出基于马尔可夫随机场的配准方法，在配准中引入图像曲率信息，特征点定义为位移向量和分割信息的结合，并且使用了多分辨率技术减少计算时间。Kim 等[130]提出了一个通用的配准框架，能够改善目前最先进配准算法的准确性和减少计算时间，该方法首先建立组织图像数据库，根据图像信息和变形场，通过自主学习的统计相关模型来选取与目标图像最相近的配准模板，完成初步配准。因此选用的配准算法只需要实现目标图像和模板图像间小的变形，该方法可以有效地减少配准时间，避免目标组织之间存在大的变形而引起的配准算法陷入局部极小值的情况。

2. Atlas 配准

在图像配准过程中，待配准的两幅图像越相似，其配准质量越好，并且有更高的效率和鲁棒性。基于 Atlas 图集的配准方法能够很好地解决这个问题。器官的形状和空间关系的解剖知识可以通过 Atlas 图谱标记图像来表示，将 Atlas 图谱图像与目标图像配准可用于人体组织的变形估计和分割。在基于 Atlas 的配准中，首先将目标图像与图谱图像配准来选择适当的配准模板，然后用所选择的配准模板图像与目标图像进行精确配准[131]。文献[132]中提出了多器官统计配准方法，文献[133]采用了基于 Atlas 的多个组织配准方法来实现图像的分割。文献[134]采用 Atlas 配准实现了自动化的腹部多器官分割。然而，选择单独的图像作为模板不能够适应多目标图像的配准，分组配准方法能够同时配准群体中的所有图像并且同时找到群体中心[135]。Joshi 等[136]利用图谱图像的均值构建统一的配准模板。Davis 等[137]通过核回归算法对 22～79 岁的人类大脑进行纵向分析，建立了基于年龄的模板。但因为在配准初始阶段不能精确地预测变形，该方法产生的最初平均图像非常模糊。

Marsland 等[138]提出了结合微分同胚的分组配准方法，该方法使用基于最小描述长度的目标函数来解决点对应关系。Wu 等[139]提出一种新的基于特征的分组配准算法，通过使用属性向量来建立每个主体的解剖学对应关系，该属性向量被定义为每个体素的形态学特征，类似于大多数的最先进的分组配准算法，它同时估计所有图谱图像的变形域，并建立一个能量函数，最大限度地减少主体间解剖结构的差异。Sun 等[140]使用分层模糊模型配准方法来自动分割胸部组织，将每个器官标记的二进制样本与三维模糊集匹配，该三维模糊集包含组织的形状和灰度信息以及不同组织的位置信息，根据层次结构和位置关系，将不同器官的模糊形状模型配准到给定目标图像以实现目标识别，然后，该模型使用模糊连接方法来获得分割结果。

1.2.5　医学图像配准方法评价

医学图像配准是一项比较复杂和困难的科学问题，尽管目前已提出许多相关算法，但由于人体成像的技术限制以及各个目标组织的特异性的原因，很难有一个算法能在各个方面都达到理想要求，这使我们不得不在精确度、速度和自动化程度等方面加以取舍，算法的改进也是以提高运算速度和匹配精度为目的。

影响医学图像配准的因素主要可以分为两个方面：医学图像成像方面的缺陷与配准算法本身的缺陷。图像成像的缺陷包括噪声、不均匀性、分辨率、非标准性。

噪声：像许多其他图像处理和分析任务一样，图像配准也受到普遍存在的噪声的影响。已经证明，某些基于梯度和基于图像强度配准的方法[141]，在非常嘈杂的条件下配准质量会出现降低的情况。目前已经提出多种图像滤波技术[142,143]来降低噪声在图像配准中的影响。

不均匀性：影响磁共振(magnetic resonance，MR)图像配准质量的一个因素是存在低空间频率灰度不均匀性。这种强度不均匀性是由扫描磁场和射频线圈的不均匀性以及其他因素引起的[144]。它使同一组织在图像上的不同位置具有不同的灰度值。强度不均匀性破坏了图像组织的强度对应关系[145]。例如，不同的组织可能具有相似的图像强度。强度不均匀性校正算法可用于增强配准。

分辨率：在当前医学图像中，由于成像系统的分辨率限制通常存在部分体积效应，尤其是在发射断层成像中，例如，正电子发射断层成像和单光子发射计算机断层成像。这些缺陷将导致某些病变和组织边界的信号丢失。研究者已经提出了许多算法来校正这些缺陷[146]，提高图像分辨率是解决这个问题的有效方法。目前，超分辨率图像[147]和双模态图像(结合解剖图像和功能图像)[148]可以提供关于人体组织的更多信息，这些图像会对医学图像配准算法提出新的要求。目前，相关算法还不成熟，但预计该领域将来会受到更多关注。

非标准性：医学图像配准中的另一个潜在重要问题是存在强度非标准性。图像强度不具有组织特定的数字含义，即使由同一扫描仪获取的同一个人的相同组织图像强度也可能不完全相同。对于不同模态图像之间的配准，这个问题更加明显。目前采用两类方法克服这一问题：第一类方法使用图像强度差异来构建变形模型；第二类方法是建立与配准算法无关的后处理方法。

总结图像配准中变形模型的缺陷以及目前提出的改进方法，如表 1.1 所示。

表 1.1　变形模型的缺陷及改进方法

变形模型	存在问题	改进方法	新的问题	改进方法
弹性模型	变形重叠和导数不连续性	引入光滑约束		
		设计高阶的 IDQF(isotropic differential quadratic forms, 各项同性二次型微分)		
		引入拓扑约束	实现形变的逆变换	使用正则化来约束不一致变换
				建立向前和向后的变换模型
径向基函数模型	基于全局变换的模型，每一个控制点的变换都具有全局影响	紧支撑径向基函数模型		
薄板样条函数模型		紧支撑薄板样条模型		
B 样条函数模型		B 样条自由形变模型		
Demons 模型	鲁棒性低，容易陷入局部极值	活动 Demons		
		对称 Demons		
		引入曲率信息		
	不能保证拓扑关系	微分同胚 Demons 模型	计算复杂且容易产生累计误差	
神经网络模型	建立适合的神经网络模型	利用 EKF 训练神经网络模型		
		卷积神经网络模型		
		基于马尔可夫随机场的神经网络模型		
		自学习神经网络模型		
基于多图谱的配准模型	选择合适模板图像	平均图谱模板		
		概率图谱		
		单一最优图谱模板		
		建立基于年龄的图谱模板		

在弹性配准模型中，最初使用线弹性方程来实现图像的空间变换，该方法存在变形重叠和导数不连续的问题，目前针对这个问题已经提出了三种有效的解决方法：①引入平滑约束消除对应点匹配的歧义性；②线弹性方程实际上是一个特定的一阶各向同性二次微分方程，可以设计高阶 IDQF 来平滑弹性变形模型；

③引入特征点之间的拓扑约束，保证特征点之间的拓扑关系在配准前后不会发生变化。弹性配准模型的另一个缺点是不能处理大的变形，针对这个问题，提出了通过一系列小的变换叠加实现大的变换、使用非线性变换算法来处理大的变形、建立超弹性非线性模型等方法。

在径向基函数、薄板样条函数、B 样条函数的变形模型中，一个主要的缺点是配准算法都是基于全局变换的，每一个控制点的变换都具有全局影响，所以很难模拟局部变形。目前针对这个问题提出了紧支撑径向基函数、紧支撑薄板样条函数以及 B 样条自由形变模型。基于径向基函数的配准通常会通过正则化、平滑约束、拓扑约束等外加约束来确保各像素点之间的位置关系，避免配准过程陷入局部极大值或极小值，但这些约束也会降低配准精度，使某些特征点不能完全到达指定位置。针对这个问题，通过引入各组之间的形状信息来提高配准精度，或者通过细化局部区域的控制点提高配准精度。

扩散模型是一种基于图像灰度的非刚性配准算法，该算法利用参考图像的梯度信息来驱动图像变形，提高了配准精确度和计算效率。但是，当参考图像的梯度信息不足时，这种算法极易引起错误配准，针对这个问题，目前已经提出了基于浮动图像梯度信息的活动 Demons 配准算法、参考图像与浮动图像梯度平均化的对称 Demons 配准算法和采用曲率信息的 Demons 算法。这几种算法都是通过增强图像的强度信息来提高配准的精度。Demons 算法的另一个重要缺点是不能保证拓扑关系，因此不能处理大形变。针对这个问题，提出了微分同胚 Demons 变换模型，该模型能够保持图像的拓扑结构在配准前后不发生改变，并且对大小变形都能够很好地适应，但是该模型的主要缺点是配准函数计算复杂，容易产生较大的累积误差，目前有学者提出通过谱图理论的降维技术来减少计算量，也可以通过构建新的微分同胚映射模型或建立更为准确的变化函数来解决这个问题。

在基于先验知识的变形模型中，选择的模板与目标图像的相似性越大，配准结果越好。但是由于不同人体的组织特异性，很难选出一个非常适合的模板。目前已经提出平均 Atlas 模板、概率模型 Atlas 模板和单个最优 Atlas 模板，但其应用条件仍有一定的局限性。

1.3　关节软骨力学建模问题

关节软骨是一种无血管、淋巴管、神经的高水合生物组织，其内部主要由水和复合有机质两种成分组成，复合有机质主要为胶原纤维 Ⅱ 型与蛋白多糖，而这两种物质具有非线性和黏弹性，在软骨变形时，液体在软骨表面流出与流入，使软骨表面具有较低的摩擦系数，起到润滑作用，并形成复杂的流固耦合问题，建立软骨模型的主要依据是从不同的实验中获得所需的材料属性，从而提出本构模型方程，建立有限元模型，再根据实验进行对比，修改模型的本构方程，从而完成模型的建立。

在软骨力学模型的研究初期，由于力学发展限制，研究者将软骨看成简单的线弹性各向同性单相材料。1966 年，Sokoloff 通过压痕实验尝试得到人年龄大小与软骨压凸深度之间的关系，虽然没有得出结论，但测量出软骨的弹性模量，并且得出了正常软骨和病变软骨之间的力学特性差别[149]。1976 年，研究者将软骨考虑为整体黏弹性材料，得出软骨的剪切模量[150]。Hayes 等将软骨视为各向同性，在此基础上建立了广义 Kelvin 模型，得到了软骨压凸时剪切模量值[151]。这些通过单相模型得到的结果与真实软骨实际情况得出的实验数据之间有很大的差别，通过深入研究软骨的组织结构发现，关节软骨具有十分明显的多相性行为，软骨间隙流体的流动对软骨内部的力学性质起着很大的作用，这些单相模型并不能确切表现出软骨中内部多相性所产生的力学影响。

1980 年，Mow 等基于混合物理论首次提出了软骨的两相介质模型，在两相模型中，将软骨视为由线弹性固体相和非黏性液相组成的不可压缩混合物[152]。1982年，Mow 等在围限压缩实验条件下验证了两相介质模型的精确性[153]。两相介质模型现在依然被学者作为描述软骨力学行为的基础，两相介质模型不仅应用于软骨建模，同时应用于其他组织，如脑、骨、皮肤等。一些研究者在双相模型的基础上，考虑了软骨中液体通过软骨内部孔洞时的黏弹性，建立了基于双相模型的黏弹性模型，并通过围限压缩实验验证模型[154,155]，但这些模型忽视了胶原纤维网络引起的各向异性[156]、依靠深度变化的渗透性[157]等重要特性。1999 年 Donzelli等考虑了软骨在压缩和垂直方向不同的拉压状态下点的非线性，把软骨看成横向各向同性，改进了软骨两相模型[158]。然而，Boschetti 等用人骨模型进行测试，由于没有考虑软骨中胶原纤维所引起的非线性，在压缩测试中的表现并不精确[159]。这些早期的两相模型在计算压痕变形以及非围限压缩变形上存在着很大偏差。

从 20 世纪 90 年代末期开始，学者开始注重胶原纤维在软骨中的作用，开始对软骨中胶原纤维增强相的影响进行研究，纤维增强是指把软骨中胶原纤维的力学性质分离出来，借鉴复合材料中研究纤维增强的效应来对纤维部分单独建模，这种单独建立胶原纤维模型的方式相较于早期考虑在软骨中添加各向异性参数，能更加清楚地描述软骨力学特性，并且参数具有更为明确的意义。Soulhat 等建立了软骨的纤维增强模型，该模型可以更有效地模拟软骨中胶原纤维的力学行为，在这个模型中，软骨中的固相是由两种不同的成分组成的，胶原纤维网络和蛋白多糖分别代表细胞外基质中的纤维和非纤维部分。胶原纤维通过沿纤维方向拥有更高的刚度张量来增强软骨整体刚度，即固态相应力为纤维应力与非纤维部分应力的总和[160]，但模型没有考虑内部渗透率所带来的影响。2006 年，Wilson 等结合纤维增强和渗透性膨胀所带来的影响建立模型[161]，这两部分相结合对完整的表示软骨的力学行为是非常重要的, 因为由在非纤维部分中的蛋白聚糖引起的膨胀会使组织膨胀, 当组织膨胀时, 网状纤维会抵抗这种变形以使软骨形状体积平衡稳定。2012 年, Vahdati 等在两相模型的基础上建立了股骨软骨的全层缺损修复模型, 并进行了有限元分析, 仿真模型如图 1.6 所示, 模拟了全层缺损软骨在受压缩载荷下移植假体与受体的应力-应变分布, 探讨了人工培养植入软骨与受体软骨在结合面的应力集中对软骨修复效果的影响[162]。

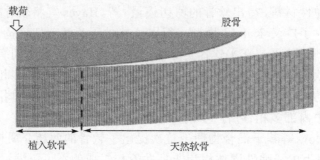

图 1.6　软骨全层缺损仿真模型

2013 年 Dabiri 等建立了包括胫骨、股骨、半月板、股骨踝骨、胫骨软骨的膝关节三维模型, 该模型考虑了纤维基质和非纤维基质的泊松比、弹性模量以及渗透率参数, 得出在受压时软骨不同程度上的退化对软骨应变和渗透压的影响。分析得出, 当退化程度不同时, 软骨内部的渗透压也是随之变化的, 并且软骨表面一旦受到伤害, 损伤会很快地扩散到深层[163], 如图 1.7 所示。

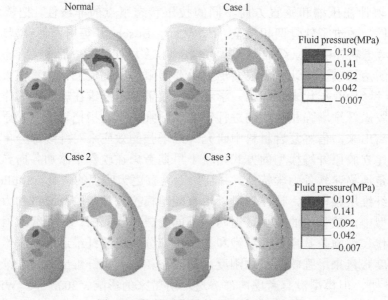

图 1.7　软骨退化时的不同液体压力

2014 年，Speirs 等考虑由纤维移动导致的纤维的拉应力变大以及非纤维部分的变化的问题，建立了髋部软骨的健康与病患软骨的纤维增强多孔弹性模型，通过有限元仿真得到了在循环载荷下软骨纤维部分与非纤维部分的应力-应变的分布状况[164]。2015 年，Imade 等在纤维增强两相多孔模型的基础上建立了软骨的二维模型，如图 1.8 所示，分析了软骨表层渗透性对关节软骨摩擦润滑性能的影响，通过有限元研究得出软骨的摩擦性能与软骨的层厚无关[165]。

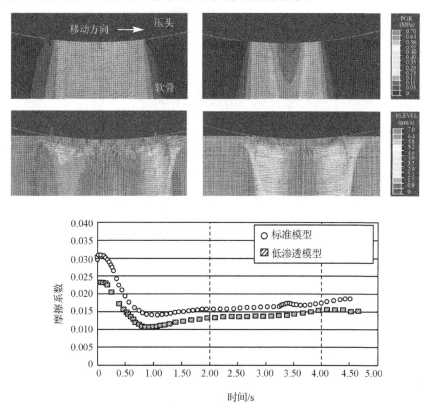

图 1.8　二维模型压缩时的孔隙流速和表面摩擦系数

当对软骨模型的建立考虑得更复杂时，将软骨中化学势和金属离子再细化分离考虑，就产生了三相以及多相模型。这个方向的研究是从力-化学耦合行为揭示软骨行为，Lai 等提出三相理论，在两相模型的基础上加入离子相，从而建立软骨的机械-电化学模型，该模型不仅可以模拟围限和无侧限压缩实验，还可以在各种盐水浓度下进行自由膨胀实验[166]。2009 年，Abazari 等修改了三相模型的化学势方程并调整了离子传输方程式，并对修改的参数进行了数值分析验证，该模型的优势是当关节软骨中液相离子浓度变化时能够计算出软骨中随时间变化的渗透压，揭示了软骨中残余应力的来源[167]。2016 年，Arbabi 等建立了带电解质溶液的软骨多相模型（图 1.9），该模型将电解质跨越软骨各个区域的运输能进行量化，得出不同层区的扩散系数，预测了带电溶质在关节软骨中的扩散行为[168]。但这些模型的缺点也十分明显，由于涉及参数多，其计算十分复杂，并且除了在施加特殊条件的实验室研究外，在软骨日常的实际生活中软骨内部离子十分明显的浓度变化是非常少见的，其在实现上也比较困难，并且较难与实际应用相结合。

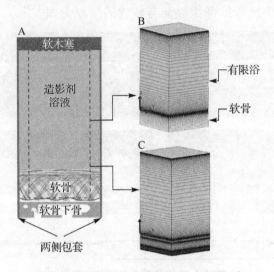

图 1.9　带电解质溶液的软骨多相模型

　　与建立多相模型相比，Gardiner 等选择从实验角度出发直接研究软骨中各物质成分的输送过程，并且从初期的间质相互流动和物质在软骨内的扩散等纯力学研究渐渐过渡到研究软骨中细胞间的物质传递对生理活动的影响，从纯力学研究转变为力-生物领域研究[169]。但这种方法依赖于生物分子标记或示踪剂等借助荧光显微镜、红外傅里叶谱成像等设备进行成像跟踪。但成像精度不高，大多在一维研究中使用，并且缺乏对样品进行同步力学加载的设备，大多数是在自发浓度扩散下进行研究，研究条件过于局限。

　　软骨组织近年来另一个研究方向为软骨组织到细胞之间的跨尺度研究，该研究方向研究尺度从毫米级别宏观尺度跨越到微米级别介观尺度来进行软骨组织的力学性能研究，跨尺度研究以在宏观条件下受到的载荷对微观软骨细胞的周边微观力学环境影响为研究目的。2015 年，Erdemir 等建立了宏观-细胞层次多尺度模型，该模型研究了软骨中细胞通量的变化，并模拟分析了软骨细胞在修复软骨过程中的变化以及细胞对营养物质的代谢交互的影响[170]。2016 年，Adouni 等建立了软骨的多尺度黏弹性模型，并进行了仿真实验研究[171]，如图 1.10 所示。这些研究设定了微观软骨细胞附近的力学环境和边界条件，能够在病理学、软骨微观力学以及组织工程等的研究中有比较重要的影响及应用，但这个方向由于发展时间较短，只能模拟特定实验条件下的软骨宏-微观力学性能。

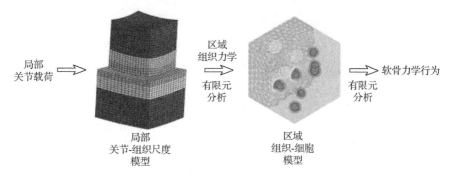

图 1.10　软骨的多尺度模型建立方式

综上所述，近年来依据关节软骨的内部特性进行系统建模的研究受到了越来越多的关注，软骨的材料模型在很大程度上要根据具体的研究目的进行选择，考虑内部的生理结构特性和组成成分越多，即建模越接近真实软骨组织，所需考虑的参数就越多，最后的计算量也越大、越复杂，近年来考虑生理和病理方面的软骨模型也成为研究热点。

1.4　虚拟手术中的碰撞检测问题

1.4.1　碰撞检测算法的原理

碰撞检测的目的是测试出虚拟场景的两个或多个模型的状态，同时提供接触时的碰撞响应以便避免共存的问题。而检测方法的原理可以由以下更为严谨性的数学语言进行描述。

假设，在三维空间 R 中有 n 个运动的目标模型，并在三维空间 R 建立三维几何坐标系统 F_R，由于时间变量的加入就形成了四维坐标系统 C_R，物体在空间四维坐标系统中运动形成的物体移动轨迹就形成了 C_R 的子集 C_i，同理对于在平面系统中的物体也是同样道理。而最终判断目标模型 i 与目标模型 j 是否相交或者接触的结果是通过 C_i 与 C_j 是否有交集表示的[172]。

检测系统将判定两个模型在空间中的状态，包括是否、何时以及何处相交。"是否相交"将计算两个物体是否交叉，输出一个布尔值。"何时相交"将测定碰撞发生的时刻。"何处相交"将说明物体发生接触的位置以及面片的相关信息。

1.4.2　碰撞检测算法的分类

通常来说，碰撞检测算法的类别大致有两种：一种是时间域的；另一种是空间域的。从时间域的角度，分成静态碰撞检测算法、连续碰撞检测算法以及离散碰撞检测算法[173]，具体分类如图 1.11 所示。

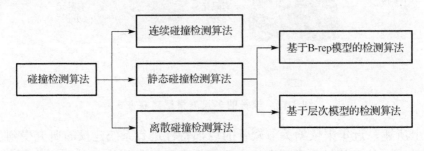

图 1.11　基于时间域的碰撞检测算法分类示意图

静态碰撞检测是在空间中用来判定静态的各模型间是否存在干涉的算法。它对准确性要求非常高，现存的干涉检测算法大体分两种：一种是基于 B-rep 模型的检测算法，通常为求交检测方法[174]；另一种是基于层次模型的检测算法。随着技术的发展和应用需求的增加，学者开始解决模型连续变化的相交检测问题，这类方法需要对空间结构精确建模[175]，因此这类方法的测试速度很慢[176]。离散碰撞检测算法由活动模型按固定或变动的时间步长实施类似静态检测，它的测试时间虽少，但有时会出现漏检和穿刺等情况。

从空间域的角度，检测算法又可以分为基于图形空间的碰撞检测算法和基于图像空间的碰撞检测算法，且可按照图 1.12 继续细分。基于图像空间的碰撞检测算法的一般过程是将三维模型投影绘制到平面上得到图像，接着解析其中存在的信息，断定模型间相交与否。基于图形空间的碰撞检测算法是利用模型几何相关的信息来断定是否交叉。大量的研究人员将几何相关的理论应用到这种检测算法中，且提出了很多优秀的算法[177,178]。其中比较常用的是空间分解法和层次包围盒法，这些算法在实施检测过程中尽量缩减进行重叠测试的模型对或基本元素对的数量。空间分解法是把空间剖分成相等的小空间块，且只对在同一或相邻空间块中的几何模型进行重叠测试。空间分解法有 k-d 树、BPS 树、八叉树等。层次包围盒法是用包围盒来围住被检测对象，且通过构建层次结构逐渐靠近模型，最终对包围盒交叉的部分进行相交测试。

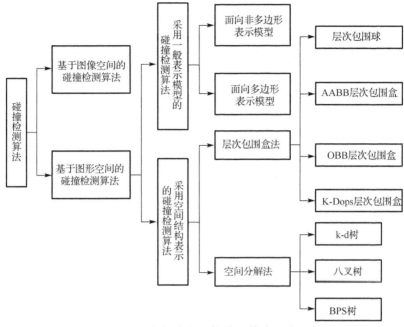

图 1.12　基于空间域的碰撞检测算法分类示意图

1.4.3　碰撞检测算法的研究现状

近几年，随着虚拟手术系统的发展，针对包含软组织的虚拟场景中的碰撞检测的研究也逐渐增多了，实现了比较好的仿真效果。这些算法用于解决虚拟手术系统中手术器械之间、手术器械和软组织之间、多个软组织之间或者单个软组织自身发生的碰撞检测问题。

英国的伯恩茅斯大学开发了应用在直肠上的虚拟场景中的碰撞检测算法[179]，他们根据直肠的特点，构建了一种中心杆和连接球的模型，并根据这种特征运用图形投影的方法来实现碰撞检测，如图 1.13 所示。这种算法在特定的情况下有非常好的测试结果，但当用于其他模型或者是直肠的模型不规则时，这种算法的弊端就显露出来了。

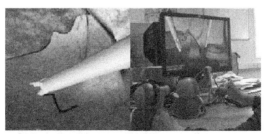

图 1.13　直肠的碰撞检测仿真

日本香川大学针对神经外科手术中的血管手术系统，提出了一种改进的 AABB 层次包围盒快速检测算法[180]，如图 1.14 所示，这种算法划分了两个重要的领域：区域 I 为导管前端周围的区域，区域 II 为碰撞过的区域。区域 I 是一个动态区域，它会随导管尖端位置改变。区域 II 是一些静态区域，但是区域的数量是可变的。该算法保证了对可能发生碰撞的单元的测试，同时减少了碰撞检测所需的时间。Redon 等提出了用于链式模型的连续检测算法[181]。这种算法对于链式模型检测效率和精确性比较高，对于较复杂的场景也能基本达到实时性的要求。浙江大学针对虚拟心脏介入手术中的碰撞检测技术进行了研究，开发了一种空间分解和层次包围盒相结合的实时碰撞检测算法，如图 1.15 所示。利用空间分解法将对象空间离散化为八叉树，提取包含碰撞对象的单元，然后采用 AABB 构建每个单元的层次结构，通过测试这些层次包围盒，找到可能相交的原始节点对，然后进入精确碰撞检测阶段。该算法通过建立深度比较小的层次包围盒树提高碰撞检测效率。但是这种算法对于中小规模环境模型的碰撞检测没有加速效果，碰撞检测效率低于一般的层次包围盒算法。针对基于包围球层次绑定树的碰撞检测算法，上海交通大学的研究人员在减少包围球的重叠次数和提高更新效率两方面进行了优化，实现了缝合线与软组织之间的碰撞检测以及缝合线的自我碰撞检测。

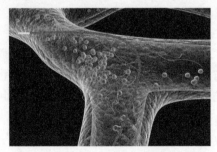 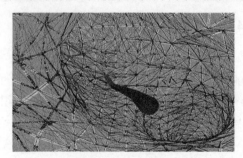

(a)区域 I 和区域 II 的划分　　　　　　　　(b)血管与导管的碰撞可视化

图 1.14　快速测试方法的仿真效果

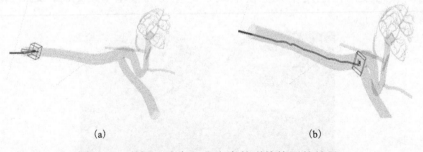

(a)　　　　　　　　　　　　　　(b)

图 1.15　虚拟心脏介入仿真中的碰撞检测的效果

　　上海交通大学的研究人员基于包围球层次绑定树的碰撞检测算法在减少包围球的重叠次数和提高更新效率两方面进行优化，实现了蛋白线和软组织之间的碰撞检测以及蛋白线的自碰撞检测[182]，如图 1.16(a) 所示。这种方法针对缝合的碰撞检测效果较好。图 1.16(b) 显示出模型通过蛋白线穿插将裂口不断缝合的效果。

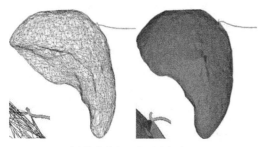
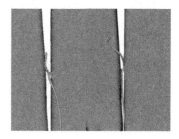

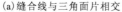

(a) 缝合线与三角面片相交　　　　　　　　　　　(b) 软组织的缝合效果

图 1.16　基于优化包围球算法的仿真效果

　　除以上算法外，还有一些比较典型的测试算法，如基于粒子群优化的随机碰撞检测算法等。该算法可以保证一定的碰撞检测效率，而且也可以处理任意形状多面体模型间的碰撞检测，具有较好的通用性。但是该算法在找碰撞特征对时略显不足，并且在测试的速度和精度方面还亟待提高。

　　近年来，随着计算机硬件和虚拟现实技术的持续进步，国内外的研究者都在碰撞检测的问题上做出了大量的研究，但是随着碰撞检测在各方面运用的迅速发展，人们对碰撞检测的精确性和实时性的要求也不断提高。首先，场景中物体的逐渐复杂和模型要求的不断精细，相应的数据量增大，从而使大部分的碰撞检测算法的消耗时间迅速增加。其次，在特定环境下的碰撞检测往往有着比较细致的要求，如布料衣物模型、虚拟手术系统中的器官等软组织模型。为了仿真出真实性，必须要模拟出逼真的物理关系和现象，这些不仅需要快速检测到碰撞，而且需要精确地定位到发生碰撞的点和相关的基本元素信息，为后续相应的碰撞响应做准备，同时更新场景绘制，否则模型间会发生破坏虚拟环境的真实感的现象。最后，在仿真的过程中，由于模型的结构时常发生变化，需要重新构建物体的结构，所以需要通过算法来缩减碰撞检测所消耗的时间。

1.5　虚拟手术中的切割问题

　　软组织切割是虚拟手术系统中的重要部分，它通过改变模型内部四面体单元的空间拓扑关系来达到手术器械对人体组织的交互作用。在虚拟手术的切割过程中，流畅感、真实感和健壮性是衡量切割效果的三个主要因素。目前，对软组织切割算法的研究主要集中于对四面体单元的切割拓扑空间重构、切割后的相关数据重置、切割面的二次处理以及物理模型参数更新等。根据软组织的物理模型不同可以分为弹性系数更新(质点弹簧模型)与整体刚度矩阵更新(有限元模型)。

目前,国内外虚拟手术系统中所采用的模型多为质点-弹簧模型、有限元模型以及各种基于上述两种模型的改进模型或者混合模型。目前,虚拟手术系统中广泛采用的组织结构大多为四面体单元的网格结构,因此国内外的学者大部分针对四面体单元进行切割算法的研究。根据四面体剖分策略可以将切割算法分为去除法以及体元剖分法。去除法的核心思想是利用碰撞检测确定手术器械与软组织发生碰撞的四面体单元集合,然后直接将它们从软组织的四面体集合中删除。该算法实现简单,计算速度快,但是切口存在非常严重的锯齿走样现象,导致最终的切割效果比较差。随后,Bielser 提出体元剖分重组法。这种算法是一种相对成熟且完备的基于网格的切割算法。它的核心思想是将虚拟软组织四面体体元的点、线、面以及手术刀面的交互情况分成五类拓扑结构,其中的两类是部分切割,而另外的三类则是完全切割。然后通过切割位置的不同,借助顶点复制以及网格重组将该五类四面体体元细分为 17 种小的四面体体元。该算法最大的不足在于数据量大,数据结构非常复杂。同时,在对四面体体元进行剖分、重组的过程中会生成许多新的变态四面体体元,这将会导致在利用有限元方法进行数值求解的过程中,容易产生病态矩阵,导致整个虚拟手术系统的健壮性不强,稳定性较差,有时甚至会导致系统崩溃。针对四面体单元剖分的过程中计算量大的问题,研究人员提出了基于最少单元创建的方法,该方法可以避免产生大量的新四面体单元。而对于容易生成病态单元的问题,Molino 等提出了虚拟节点的思想,利用该思想可以避免病态单元的产生。2010 年,法国的 INRIA 小组将切割过程分为三个步骤[183]。首先移除组织与手术器械碰撞到的体元,然后在外部对移除的体元进行剖分,最后将剖分后的单元添加到原位置。该小组在原来的基础上进行预处理,利用提前计算出来的一些系统控制矩阵减少更新参数时带来的延迟,同时结合GPU 并行运算技术实现了白内障切除、肿瘤移除等手术模拟,并取得了不错的效果,如图 1.17 所示。

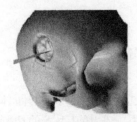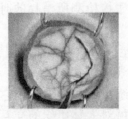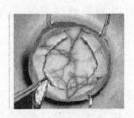

(a) 手术开始　　　　　　　(b) 手术过程中　　　　　　(c) 手术结尾

图 1.17　肿瘤手术模拟的三个过程

　　对于非四面体的体元的虚拟手术系统中软组织切割问题也有许多学者进行了相关研究。2009 年，意大利的学者 Pietroni 建立的基于六面体体元的软组织模型，其核心思想是运用体素化技术。Pietroni 还提出了基于该模型的立方体分裂切割算法。该算法的优点在于不会产生病态体元，因此系统不会因为病态体元的生成而导致虚拟手术被迫终止，系统具有良好的鲁棒性。而且由于该响应表是预先处理好的，其切割的响应速度也很快。当时的切割算法基本都是基于四面体或者六面体体元的软组织模型，在切割后，参与网格重组的体元也必须为四面体或者六面体。为了打破这种硬性的限制，Wicke 等提出了基于多面体体元的切割模型[184]。该模型允许切割后产生的体元为其他类型，虽然该方法给网格重组带来了很大的便利，但是在重组过程中更容易产生病态的体元，使得系统的鲁棒性不强，目前该类算法还需要进一步研究和完善。系统如果采用的是有限元的方法，那么都需要对物体进行网格划分。复杂模型在网格划分的过程中极容易形成病态的单元，且这个过程复杂而耗时。在这种背景下，出现了无网格的切割模型。2006 年，研究人员提出了基于全局共形参数化的薄壳无网格模拟。2012 年，韩国研究机构利用一种脱坡结构快速细分方法，对组成模型的无网格节点进行分裂。层次包围盒算法相比其他碰撞检测算法有着更高的效率。该算法适用于可变形体的自适应调整，如图 1.18 所示，Jung 等在普通计算机上对 7629 个节点的虚拟肝脏组织进行实验，实时切割模拟频率可达 20 Hz。但是它并不是真正意义上的无网格，因为每个节点之间还是通过无向图建立了逻辑关联，切割过程中也需要不断对无向图进行数据更新。上述的所有算法均在切割过程中遇到拓扑更新的问题，以及有的算法会有大量新的四面体单元产生，导致有限元计算效率随着时间的增加不断下降。

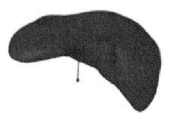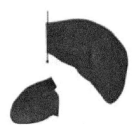

(a) 开始切割　　　　　　　　　　　　　　(b) 切割完成

图 1.18　基于层次包围盒的无网格切割算法实验

1.6　本 章 小 结

本章介绍了虚拟手术系统的基本概念以及一些典型的虚拟手术系统，重点阐述了虚拟手术系统设计中的一些基础问题，包括医学图像配准问题、关节软骨力学建模问题、碰撞检测问题和切割问题。

参 考 文 献

[1] Delp S L, Zajac F R. Force and moment generating capacity of lower limb muscles before and after tendon lengthening. Clinical Orthopeadics & Related Research, 1992, 284:247-259.

[2] United States National Library of Medicine. The visible human project 2003. http://www.nlm.nih.gov [2004-04-01].

[3] 尹毅东. 谈医学虚拟手术的运用. 中国医学教育技术, 2002, (6):20-22.

[4] Ayache N, Cotin S, Nord M. Simulation of endoscopic surgery. Journal of Minimally Invasive Therapy and Allied Technologies, 1998, 7(2):71-77.

[5] Berkley J, Turkiyyah G, Berg D, et al. Real-time finite element modeling for surgery simulation: an application to virtual suturing. IEEE Transactions on Visualization and Computer Graphic, 2014, 10(3):314-325.

[6] Tuechschmid S, Grassi M, Bachofen D, et al. A flexible framework for highly-modular surgical simulation systems. Computer Science, 2006, 9(5): 84-92.

[7] Maan Z N, Nick G N, Al-Jabri T, et al. The use of robotics in otolaryngology-head and neck surgery: a systematic review. American Journal of Otolaryngology, 2012, 33(1): 137-146.

[8] Delome S, Laroche D, Diraddo R, et al. Neuro touch: a physics-based virtual simulator for eranial micro neurosurgery training. Neurosurgery, 2012, 71:32-42.

[9] Suzuki N, Hattori A. The road to surgical simulation and surgical navigation. Virtual Reality, 2008, 12(4):281-348.

[10] Manoharan V, van Gerwen D, van den Dobbelsteen J J. Design and validation of an epidural needle insertion simulator with haptic feedback for training resident anaesthesiologists. IEEE Haptic Symposium, Vancouver, 2012:341-348.

[11] Raspolli M, Avizzno C A, Facenaz G, et al. HERNES: an angioplasty surgery simulator. Proceedings of the 1st Joint Eurohaptics Conference and Symposium on Haptic Interfaces for Virtual Environment and Teleoperator Systems, Washington, 2005.

[12] Peterlik I, Sedef M, Basdogan C, et al. Real-time visio-haptic interaction with static soft tissue models having geometric and material nonlinearity. Computers & Graphics, 2010, 34(1):43-54.

[13] Vankipurma M, Kahol K, McLaren A, et al. A virtual reality simulator for orthopedic basic skills: a design and validation study. Journal of Biomedical Informatics, 2010, 43(5): 661-668.

[14] Wang M N, Li P C. A review of deformation models in medical image registration. Journal of Medical & Biological Engineering, 2018, 4:1-17.

[15] Rohr K. Elastic registration of multimodal medical images: a survey. Künstliche Intelligenz, 2000, 14:11-17.

[16] Broit C. Optimal registration of deformed images. University of Pennsylvania, 1981, 39(4):556-562.

[17] Rueckert D, Sonoda L I, Hayes C. Nonrigid registration using free-form deformations: application to breast MR images. IEEE Transactions on Medical Imaging, 1999, 18(8): 712.

[18] Rueckert D, Aljabar P, Heckemann R A. Diffeomorphic registration using B-splines. Lecture Notes in Computer Science, 2006, 9(2):702-709.

[19] Craene M D, Camara O, Bijnens B H. Large diffeomorphic FFD registration for motion and strain quantification from 3D-US sequences. International Conference on Functional Imaging and Modeling of the Heart, London, 2009:437-446.

[20] Christensen G E, Johnson H J. Consistent image registration. IEEE Transactions on Medical Imaging, 2001, 20(7): 568-582.

[21] Leow A, Huang S C, Geng A. Inverse consistent mapping in 3D deformable image registration: its construction and statistical properties// Information Processing in Medical Imaging. Berlin: Springer, 2005:493-503.

[22] Cachier P, Ayache N. Isotropic energies, filters and splines for vectorial regularization. Journal of Mathematical Imaging & Vision, 2004, 20(3):251-265.

[23] Mansi T, Peyrat J M, Sermesant M. Physically-constrained diffeomorphic demons for the estimation of 3D myocardium strain from cine-MRI// Functional Imaging and Modeling of the Heart. Berlin: Springer, 2009.

[24] He J, Christensen G E. Large deformation inverse consistent elastic image registration. Information Processing in Medieal Imaging, 2003, 18: 438-449.

[25] Papademetris X, Sinusas A J, Dione D P. Estimating 3D strain from 4D cine-MRI and echocardiography: in-vivo validation. International Conference on Medical Image Computing and Computer-Assisted Intervention, 2000, 1935: 678-686.

[26] Sinusas A J, Papademetris X, Constable R T. Quantification of 3-D regional myocardial deformation: shape-based analysis of magnetic resonance images. American Journal of Physiology: Heart and Circulatory Physiology, 2001, 281(2): 698-714.

[27] Veress A I, Gullberg G T, Weiss J A. Measurement of strain in the left ventricle during diastole with cine-MRI and deformable image registration. Journal of Biomechanical Engineering, 2005, 127(7): 1195.

[28] Phatak N S, Maas S A, Veress A I. Strain measurement in the left ventricle during systole

with deformable image registration. Medical Image Analysis, 2007, 13(2):354-361.

[29] Sundar H, Davatzikos C, Biros G. Biomechanically-constrained 4D estimation of myocardial motion. Med Image Comput Assist Interv, 2009, 12(2): 257-265.

[30] Ferrant M, Nabavi A, Macq B. Registration of 3-D intraoperative MR images of the brain using a finite-element biomechanical model. IEEE Transactions on Medical Imaging, 2000, 20(12): 1384-1397.

[31] Clatz O, Delingette H, Talos I F. Robust non-rigid registration to capture brain shift from intra-operative MRI. IEEE Transactions on Medical Imaging, 2005, 24(11):1417-1427.

[32] Christensen G E. Mapping of hyperelastic deformable templates using the finite element method. Proceedings of SPIE, 1995, 2573: 252-265.

[33] Pennec X, Stefanescu R, Arsigny V. Riemannian elasticity: a statistical regularization framework for nonlinear registration. Medical Image Computing & Computer-Assisted Intervention, 2005, 8: 943.

[34] Yanovsky I, Guyader C L, Leow A. Unbiased volumetric registration via nonlinear elastic regularization. MICCAI Workshop on Mathematical Foundations of Computational Anatomy, New York, 2008: 334-340.

[35] Ahmad S, Khan M F. Deformable image registration based on elastodynamics. Machine Vision and Applications, 2015, 26(5): 689-710.

[36] Zhang J, Wang J, Wang X. The adaptive fem elastic model for medical image registration. Physics in Medicine & Biology, 2014, 59(1):97.

[37] Amit Y. A nonlinear variational problem for image matching. SIAM Journal on Scientific Computing, 1994, 15(1): 207-224.

[38] Ashburner J, Friston K J. Nonlinear spatial normalization using basis functions. Human Brain Mapping, 1999, 7(4): 254.

[39] Little J A, Hill D L G, Hawkes D J. Deformations incorporating rigid structures medical imaging. Computer Vision & Image Understanding, 1996, 66(2): 223-232.

[40] Buhmann M. Radial basis functions. Acta Numerica, 2000, 5(5): 1-38.

[41] Eric T, Jean-Yves B. Elastic registration of MRI scans using fast DCT. Proceedings of the International Conference of the IEEE Engineering in Medicine and Biology Society, 2000, 4: 2854-2856.

[42] Rohr K, Fornefett M, Stiehl H S. Spline-based elastic image registration: integration of landmark errors and orientation attributes. Computer Vision & Image Understanding, 2003, 90(2): 153-168.

[43] Siddiqui A M, Masood A, Saleem M. A locally constrained radial basis function for registration and warping of images. Pattern Recognition Letters, 2009, 30(4): 377-390.

[44] Kohlrausch J. A new class of elastic body splines for nonrigid registration of medical images. Journal of Mathematical Imaging and Vision, 2005, 23 (3): 253-280.

[45] Cavoretto R, de Rossi A. A local IDW transformation algorithm for medical image registration. American Institute of Physics, 2008, 1048: 970-973.

[46] Cavoretto R, de Rossi A, Quatember B. Landmark-based registration using a local radial basis function transformation. Journal of Numerical Analysis Industrial & Applied Mathematics, 2010, 5 (5): 141-152.

[47] Allasia G, Cavoretto R, de Rossi A. Radial basis functions and splines for landmark-based registration of medical images. Proceedings of the International Conference on Numerical Analysis and Applied Mathematics, 2010, 1281 (1): 716-719.

[48] Fornefett M, Rohr K, Stiehl H S. Radial basis functions with compact support for elastic registration of medical images. Image & Vision Computing, 2001, 19 (1): 87-96.

[49] Cavoretto R, de Rossi A. Analysis of compactly supported transformations for landmark-based image registration. Applied Mathematics & Information Sciences, 2013, 7 (6): 2113-2121.

[50] Liu J X, Chen Y S, Chen L F. Fast and accurate registration techniques for affine and nonrigid alignment of MR brain images. Annals of Biomedical Engineering, 2010, 38 (1): 138.

[51] Shusharina N, Sharp G. Analytic regularization for landmark-based image registration. Physics in Medicine & Biology, 2012, 57 (6): 1477-1498.

[52] Bookstein F L. Principal warps: thin-plate splines and the decomposition of deformations. IEEE Transactions on Pattern Analysis & Machine Intelligence, 1989, 11 (6): 567-585.

[53] Bookstein F L. Thin-plate splines and the Atlas problem for biomedical images. International Conference on Information Processing in Medical Imaging, 1991, 511: 326-342.

[54] Rohr K, Stiehl H S, Sprengel R. Landmark-based elastic registration using approximating thin-plate splines. IEEE Transactions on Medical Imaging, 2001, 20 (6): 526-534.

[55] Wirth M A, Gray D W S. Nonrigid mammogram registration using mutual information. Proceedings of SPIE-The International Society for Optical Engineering, 2002, 4684: 562-573.

[56] Quatember B, Mayr M, Recheis W. Geometric modeling and motion analysis of the epicardial surface of the heart. Mathematics and Computers in Simulation, 2010, 81 (3): 608-622.

[57] Quatember B, Recheis W, Mayr M. Methods for accurate motion tracking and motion analysis of the beating heart wall. Computational and Mathematical methods in Science and Engineering, 2010: 218-219.

[58] Zhang Z, Yang X. Elastic image warping using a new radial basic function with compact

support. International Conference on Biomedical Electronics and Devices, 2008, 28(31): 216-219.

[59] Allasia G, Cavoretto R, de Rossi A. A class of spline functions for landmark-based image registration. Mathematical Methods in the Applied Sciences, 2012, 35(8):923-934.

[60] Wörz S, Rohr K. Spline-based hybrid image registration using landmark and intensity information based on matrix-valued non-radial basis functions. International Journal of Computer Vision, 2014, 106(1): 76-92.

[61] Wörz S, Winz M L, Rohr K. Geometric alignment of 2D gel electrophoresis images using physics-based elastic registration. IEEE International Symposium on Biomedical Imaging: From Nano To Macro, 2008, 48: 320-323.

[62] Unser M. Splines: a perfect fit for signal and image processing. Signal Processing Magazine IEEE, 1999, 16(6):22-38.

[63] Klein S, Staring M, Pluim J P. Evaluation of optimization methods for nonrigid medical image registration using mutual information and B-splines. IEEE Transactions on Image Processing, 2007, 16(12):2879-2890.

[64] Ledesma Carbayo M J, Mahia C P A, Perez D E. Cardiac motion analysis from ultrasound sequences using nonrigid registration: validation against doppler tissue velocity. Ultrasound in Medicine & Biology, 2006, 32(4): 483-490.

[65] Prümmer M, Hornegger J, Lauritsch G. Cardiac c-arm CT: a unified framework for motion estimation and dynamic CT. IEEE Transactions on Medical Imaging, 2009, 28(11):1836-1849.

[66] Kybic J, Unser M. Fast parametric elastic image registration. IEEE Transactions on Image Processing, 2003, 12(11):1427-1442.

[67] Sorzano C O S, Thevenaz P, Unser M. Elastic registration of biological images using vector-spline regularization. IEEE Transactions on Biomedical Engineering, 2005, 52(4): 652-663.

[68] Cao K, Du K, Ding K. Regularized nonrigid registration of lung CT images by preserving tissue volume and vesselness measure. Medical Image Analysis for the Clinic: A Grand Challenge, Beijing, 2010: 43-54.

[69] Loeckx D, Smeets D, Keustermans J. 3D lung registration using spline MIRIT and Robust Tree Registration (RTR). Medical Image Analysis for the Clinic: A Grand Challenge, Beijing, 2010: 109-117.

[70] Isola A A, Grass M, Niessen W J. Fully automatic nonrigid registration-based local motion estimation for motion-corrected iterative cardiac CT reconstruction. Medical Physics, 2010, 37(3): 1093-1109.

[71] Nielsen T, Manzke R, Proksa R. Cardiac cone-beam CT volume reconstruction using art. Medical Physics, 2005, 32(4): 851-860.

[72] Klein A, Andersson J, Ardekani B A. Evaluation of 14 nonlinear deformation algorithms applied to human brain MRI registration. NeuroImage, 2009, 46(3): 786-802.

[73] Sdika M. A fast nonrigid image registration with constraints on the Jacobian using large scale constrained optimization. IEEE Transactions on Medical Imaging, 2008, 27(2): 271.

[74] Ansorge R E, Sawiak S J, Williams G B. Exceptionally fast non-linear 3D image registration using GPUs. Nuclear Science Symposium Conference Record, Orlando, 2009: 4088-4094.

[75] Modat M, Ridgway G R, Taylor Z A. Fast free-form deformation using graphics processing units. Computer Methods & Programs in Biomedicine, 2010, 98(3): 278-284.

[76] Gruslys A, Acosta-Cabronero J, Nestor P J. A new fast accurate nonlinear medical image registration program including surface preserving regularization. IEEE Transactions on Medical Imaging, 2014, 33(11): 2118-2127.

[77] Christensen G E. Deformable templates using large deformation kinematics. IEEE Transactions on Image Process, 1996, 5: 1435-1447.

[78] Christensen G E, Joshi S C, Miller M I. Volumetric transformation of brain anatomy. IEEE Transactions on Medical Imaging, 1997, 16(6): 864.

[79] Dawant B M. Non-rigid registration of medical images: purpose and methods, a short survey. IEEE International Symposium on Biomedical Imaging, Washington, 2002: 465-468.

[80] Christensen G E, Rabbitt R D, Miller M I. Deformable templates using large deformation kinematics. IEEE Transactions on Image Processing, 1996, 5(10):1435-1447.

[81] Bro-Nielsen M, Gramkow C. Fast fluid registration of medical images. Microscopy & Microanalysis, 1996, 28(12):680-681.

[82] Lester H, Arridge S R. A survey of hierarchical non-linear medical image registration. Pattern Recognition, 1999, 32(1):129-149.

[83] Wang Y, Staib L H. Physical model-based non-rigid registration incorporating statistical shape information. Medical Image Analysis, 2000, 4(1):7.

[84] D'Agostino E, Maes F, Vandermeulen D, et al. A viscous fluid model for multimodal non-rigid image registration using mutual information. Medical Image Analysis, 2003, 7(4): 565-575.

[85] Crum W R, Tanner C, Hawkes D J. Anisotropic multiscale fluid registration: evaluation in magnetic resonance breast imaging. Physics in Medicine & Biology, 2005, 50(21):51-53.

[86] Chiang M C, Leow A D, Klunder A D. Fluid registration of diffusion tensor images using information theory. IEEE Transactions on Medical Imaging, 2008, 27(4): 442-456.

[87] Hellier P, Barillot C. Cooperation between local and global approaches to register brain

images. Biennial International Conference on Information Processing in Medical Imaging. Berlin: Springer, 2002.

[88] Horn B K P, Schunck B G. Determining optical flow. Artificial Intelligence, 1981, (4): 572-577.

[89] Lucas B D, Kanade T. An iterative image registration technique with an application to stereo vision. International Joint Conference on Artificial Intelligence, 1981, 73: 674-679.

[90] Uras S, Girosi F, Verri A. A computational approach to motion perception. Biological Cybernetics, 1988, 60(2):79-87.

[91] Brox T, Bruhn A, Papenberg N. High accuracy optical flow estimation based on a theory for warping. Computer Vision: Lecture Notes in Computer Science, 2004: 25-36.

[92] Brox T, Malik J. Large displacement optical flow: descriptor matching in variational motion estimation. IEEE Transactions on Software Engineering, 2011, 33(3): 500-513.

[93] Cuzol A, Hellier P, Min E. A low dimensional fluid motion estimator. International Journal of Computer Vision, 2007, 75(3): 329-349.

[94] Saddi K A, Chefd'Hotel C, Cheriet F. Large deformation registration of contrast-enhanced images with volume-preserving constraint. Proceedings of SPIE, 2007, 6512: 651203.

[95] Thirion J P. Image matching as a diffusion process: an analogy with Maxwell's demons. Medical Image Analysis, 1998, 2(3): 243-260.

[96] Wang H, Dong L, O'Daniel J. Validation of an accelerated 'demons' algorithm for deformable image registration in radiation therapy. Physics in Medicine & Biology, 2005, 50(12):2887-2905.

[97] Rogelj P, Kovacic S. Symmetric image registration. Medical Image Analysis, 2006, 10(3): 484-493.

[98] Vercauteren T, Pennec X, Perchant A. Non-parametric diffeomorphic image registration with the demons algorithm. International Conference on Medical Image Computing and Computer-Assisted Intervention, 2007, 10(2): 319-326.

[99] Peyrat J M, Delingette H, Sermesant M. Registration of 4D time-series of cardiac images with multichannel Diffeomorphic Demons. International Conference on Medical Image Computing and Computer-Assisted Intervention, 2008, 11: 972-979.

[100] Yeo B T T, Vercauteren T, Fillard P. Diffusion tensor registration with exact finite-strain differential. IEEE Transactions on Medical Imaging, 2009, 28(12): 1914-1928.

[101] Yeo B T T, Sabuncu M R, Vercauteren T. Spherical demons: fast diffeomorphic landmark-free surface registration. IEEE Transactions on Medical Imaging, 2010, 29(3): 650.

[102] Vercauteren T, Pennec X, Perchant A. Symmetric log-domain diffeomorphic registration: a

demons-based approach. Lecture Notes in Computer Science, 2008, 5241: 754-761.

[103] Mansi T, Pennec X, Sermesant M. iLogDemons: a demons-based registration algorithm for tracking incompressible elastic biological tissues. International Journal of Computer Vision, 2011, 92(1): 92-111.

[104] Glocker B, Komodakis N, Paragios N. Approximated curvature penalty in non-rigid registration using pairwise MRFs. International Symposium on Advances in Visual Computing, 2009, 5875: 1101-1109.

[105] Beuthien B, Kamen A, Fischer B. Recursive Green's function registration. International Conference on Medical Image Computing and Computer-Assisted Intervention, 2010, 13:546-553.

[106] Lombaert H, Grad L, Pennec X. Groupwise spectral Log-Demons framework for Atlas construction. International Conference on Medical Computer Vision: Recognition Techniques and Applications in Medical Imaging, 2012, 7766: 11-19.

[107] Lorenzi M, Ayache N, Frisoni G B. LCC-Demons: a robust and accurate symmetric diffeomorphic registration algorithm. NeuroImage, 2013, 81(6): 470-483.

[108] Arsigny V, Commowick O, Pennec X. A Log-Euclidean framework for statistics on diffeomorphisms. Lecture Notes in Computer Science, 2006, 4190: 924-931.

[109] Vercauteren T, Pennec X, Perchant A. Diffeomorphic demons: efficient non-parametric image registration. NeuroImage, 2009, 45(1): 61-72.

[110] Lombaert H, Grady L, Pennec X. Spectral Log-Demons: diffeomorphic image registration with very large deformations. International Journal of Computer Vision, 2014, 107(3): 254-271.

[111] Tenenbaum J B, de Silva V, Langford J C. A global geometric framework for nonlinear dimensionality reduction. Science, 2000, 290(5500): 2319-2323.

[112] Bhatia K K, Rao A, Price A N. Hierarchical manifold learning for regional image analysis. IEEE Transactions on Medical Imaging, 2014, 33(2): 444-461.

[113] Roweis S T, Saul L K. Nonlinear dimensionality reduction by locally linear embedding. Science, 2000, 290(5500): 2323-2326.

[114] Wu Y, Ma W, Gong M. A novel point-matching algorithm based on fast sample consensus for image registration. IEEE Geoscience & Remote Sensing Letters, 2015, 12(1): 43-47.

[115] Jia Y, Zhang Y, Rabczuk T. A novel dynamic multilevel technique for image registration. Computers & Mathematics with Applications, 2015, 69(9):909-925.

[116] Saxena S, Singh R K. A survey of recent and classical image registration methods. International Journal of Signal Processing Image Processing & Pattern, 2014, 7(4): 167-176.

[117] Liu X, Yuan Z, Zhu J. Medical image registration by combining global and local information: a chain-type diffeomorphic demons algorithm. Physics in Medicine & Biology, 2013, 58(23): 8359-8378.

[118] Zhou L, Zhou L H, Zhang S X. Validation of an improved Diffeomorphic Demons algorithm for deformable image registration in image-guided radiation therapy. Bio-Medical Matericals and Engineering, 2014, 24(1): 373-382.

[119] Linger M E, Goshtasby A A. Aerial image registration for tracking. IEEE Transactions on Geoscience & Remote Sensing, 2015, 53(4):2137-2145.

[120] Arnold V I. Mathematical Method of Classical Mechanics. Berlin: Springer, 1989.

[121] Miller M I, Trouv A, Younes L. On the metrics and Euler-Lagrange equations of computational anatomy. Annual Review of Biomedical Engineering, 2012, 4(4): 375-405.

[122] Beg M F, Miller M I, Trouvé A. Computing large deformation metric mappings via geodesic flows of diffeomorphisms. International Journal of Computer Vision, 2005, 610(2):139-157.

[123] Hinton G E, Salakhutdinov R R. Reducing the dimensionality of data with neural networks. Science, 2006, 313(5786):504-507.

[124] Zell A. Simulation of Neural Networks. Boston: Addison-Wesley, 1994:73.

[125] Karniely H, Siegelmann H T. Sensor registration using neural networks. IEEE Transactions on Aerospace & Electronic Systems, 2000, 36(1): 85-101.

[126] Li X, Wang D. A sensor registration method using improved bayesian regularization algorithm. International Joint Conference on Computational Sciences and Optimization, 2009, 2:195-199.

[127] Kramer K A, Stubberud S C, Geremia J A. Target registration correction using the neural extended kalman filter. IEEE Transactions on Instrumentation & Measurement, 2010, 59(7): 1964-1971.

[128] Fischer P, Dosovitskiy A, Brox T. Descriptor matching with convolutional neural networks: a comparison to SIFT. Computer Science, 2014, (5): 1403-1405.

[129] Mahapatra D, Sun Y. Integrating segmentation information for improved MRF-based elastic image registration. IEEE Transactions on Image Processing, 2012, 21(1): 170-183.

[130] Kim M, Wu G, Yap P T. A general fast registration framework by learning deformation appearance correlation. IEEE Transactions on Image Processing, 2012, 21(4): 1823-1833.

[131] Zhou Y, Bai J. Multiple abdominal organ segmentation: an Atlas-based fuzzy connectedness approach. IEEE Transactions on Information Technology in Biomedicine, 2007, 11(3): 348-352.

[132] Okada T, Yokota K, Hori M. Construction of hierarchical multi-organ statistical Atlases and their application to multi-organ segmentation from CT images. International Conference on

Medical Image Computing and Computer Assisted Intervention, 2008, 11:502-509.

[133] Isgum I, Staring M, Rutten A. Multi-Atlas-based segmentation with local decision fusion-application to cardiac and aortic segmentation in CT scans. IEEE Transactions on Medical Imaging, 2009, 28(7): 1000-1010.

[134] Wolz R, Chu C, Misawa K. Multiorgan abdominal CT segmentation using hierarchically weighted subject specific Atlases. International Conference on Medical Image Computing & Computer-Assisted Intervention, 2012, 15: 10.

[135] Seghers D, D'Agostino E, Maes F. Construction of a brain template from MR images using state-of-the-art registration and segmentation techniques. Lecture Notes in Computer Science, 2004, 32(16): 696-703.

[136] Joshi S, Davis B, Jomier M G. Unbiased diffeomorphic Atlas construction for computational anatomy. NeuroImage, 2004, 23 (Supp.l): 151.

[137] Davis B C, Fletcher P T, Bullitt E. Population shape regression from random design data. IEEE International Conference on Computer Vision, 2007, 90: 1-7.

[138] Marsland S, Twining C J, Taylor C J. A minimum description length objective function for groupwise non-rigid image registration. Image & Vision Computing, 2008, 26(3): 333-346.

[139] Wu G, Wang Q, Jia H, et al. Feature-based groupwise registration by hierarchical anatomical correspondence detection. Human Brain Mapping, 2012, 33(2): 253-271.

[140] Sun K, Udupa J K, Odhner D. Automatic thoracic anatomy segmentation on CT images using hierarchical fuzzy models and registration. Medical Physics, 2016, 43(3): 1487-1500.

[141] Zitová B, Flusser J. Image registration methods: a survey. Image & Vision Computing, 2003, 21(11): 977-1000.

[142] Salvado O, Wilson D L. Removal of local and biased global maxima in intensity-based registration. Medical Image Analysis, 2007, 11(2): 183-196.

[143] Souza A, Udupa J K, Madabhushi A. Image filtering via generalized scale. Medical Image Analysis, 2008, 12(2): 87-98.

[144] Vovk U, Pernuš F, Likar B. A review of methods for correction of intensity inhomogeneity in MRI. IEEE Transactions on Medical Imaging, 2007, 26(3): 405-421.

[145] Knops Z F, Maintz J B A, Viergever M A. Normalized mutual information based PET-MR registration using k-means clustering and shading correction. Medical Image Analysis, 2006, 10(3):432-439.

[146] Erlandsson K, Buvat I, Pretorius P H. A review of partial volume correction techniques for emission tomography and their applications in neurology, cardiology and oncology. Physics in Medicine & Biology, 2012, 57(21): 119-159.

[147] Isaac J S, Kulkarni R. Super resolution techniques for medical image processing.

International Conference on Technologies for Sustainable Development, Mumbai, 2015: 1-6.

[148] Townsend D W. Dual-modality imaging: combining anatomy and function. Journal of Nuclear Medicine, 2008, 49(6): 938-955.

[149] Sokoloff L. Elasticity of aging cartilage. Federation Proceedings, 1966, 25(3):1089-1095.

[150] Hori R Y, Mockros L F. Indentation tests of human articular cartilage. Journal of Biomechanics, 1976, 9(4):259-268.

[151] Hayes W C, Keer L M, Herrmann G. A mathematical analysis for indentation tests of articular cartilage. Journal of Biomechanics, 1972, 5(5):541-551.

[152] Roth V, Mow V C. The intrinsic tensile behavior of the matrix of bovine articular cartilage and its variation with age. Journal of Bone & Joint Surgery: American Volume, 1980, 62(7):1102.

[153] Mow V C, Lai W M, Holmes M H. Advanced theoretical and experimental techniques in cartilage research. Journal of Biomechanics, 1982, 15(10):795.

[154] Setton L A, Mow V C, Muller F J. Altered structure-function relationships for articular cartilage in human osteoarthritis and an experimental canine model. Agents and Actions, Supplements, 1993, 39:27-48.

[155] Ateshian G A, Soltz M A, Mauck R L. The role of osmotic pressure and tension-compression nonlinearity in the frictional response of articular cartilage. Transport in Porous Media, 2003, 50(1-2):5-33.

[156] Brown T D, Shaw D T. In vitro contact stress distribution on the femoral condyles. Journal of Orthopaedic Research, 1984, 2(2):190-199.

[157] Armstrong C G, Lai W M, Mow V C. An analysis of the unconfined compression of articular cartilage. Journal of Biomechanical Engineering, 1984, 106(2):165-173.

[158] Donzelli P S, Spilker R L, Ateshian G A. Contact analysis of biphasic transversely isotropic cartilage layers and correlations with tissue failure. Journal of Biomechanics, 1999, 32(10):1037-1047.

[159] Boschetti F, Peretti G M. Tensile and compressive properties of healthy and osteoarthritic human articular cartilage. Biorheology, 2008, 45(3-4):337-344.

[160] Soulhat J, Buschmann M D, Shirazi-Adl A. A fibril-network-reinforced biphasic model of cartilage in unconfined compression. Journal of Biomechanical Engineering, 1999, 121(3):340-347.

[161] Wilson W, Huyghe J M, van Donkelaar C C. A composition-based cartilage model for the assessment of compositional changes during cartilage damage and adaptation. Osteoarthritis and Cartilage, 2006, 14(6):554-560.

[162] Vahdati A, Wagner D R. Finite element study of a tissue-engineered cartilage transplant in

human tibiofemoral joint. Computer Methods in Biomechanics & Biomedical Engineering, 2012, 15(11):1211-1221.

[163] Dabiri Y, Li L P. Altered knee joint mechanics in simple compression associated with early cartilage degeneration. Computational and Mathematical Methods in Medicine, 2013,(12):862903.

[164] Speirs A D, Beaulé P E, Ferguson S J. Stress distribution and consolidation in cartilage constituents is influenced by cyclic loading and osteoarthritic degeneration. Journal of Biomechanics, 2014, 47(10):2348-2353.

[165] Fujie H, Imade K. Effects of low tangential permeability in the superficial layer on the frictional property of articular cartilage. Biosurface and Biotribology, 2015, 1(2):124-129.

[166] Lai W M, Hou J S, Mow V C. A triphasic theory for the swelling and deformation behaviors of articular cartilage. Journal of Biomechanical Engineering, 1991, 113(3):245-258.

[167] Abazari A, Elliott J A W, Law G K. A biomechanical triphasic approach to the transport of nondilute solutions in articular cartilage. Biophysical Journal, 2009, 97(12):3054-3064.

[168] Arbabi V, Pouran B, Weinans H. Multiphasic modeling of charged solute transport across articular cartilage: application of multi-zone finite-bath model. Journal of Biomechanics, 2016, 49(9):1510-1517.

[169] Zhang L, Gardiner B S, Smith D W. The effect of cyclic deformation and solute binding on solute transport in cartilage. Archives of Biochemistry and Biophysics, 2007, 457(1):47-56.

[170] Erdemir A, Bennetts C, Davis S. Multiscale cartilage biomechanics: technical challenges in realizing a high-throughput modelling and simulation workflow. Interface Focus, 2015, 5(2):20140081.

[171] Adouni M, Dhaher Y Y. A multi-scale elasto-plastic model of articular cartilage. Journal of Biomechanics, 2016, 49(13):2891-2898.

[172] 赵伟. 基于并行的快速碰撞检测算法研究. 长春：吉林大学, 2009.

[173] Cai P, Indhumathi C, Cai Y. Collision detection using axis aligned bounding boxes. Simulations, Serious Games and Their Applications, 2014:1-14.

[174] 任世军, 洪炳熔. 判定由线性不等式围成的凸空间是否为空的一个快速算法. 计算机学报, 1998, 21(10):896-901.

[175] Schauer J, Nüchter A. Collision detection between point clouds using an efficient k-d tree implementation. Advanced Engineering Informatics, 2015, 29(3):440-458.

[176] He B, Wang Y, Zhao J. An improved method of continuous collision detection using ellipsoids. IEEE International Conference on Computer-Aided Industrial Design & Conceptual Design, Beijing, 2010:2280-2286.

[177] Teschner M, Kimmerle S, Heidelberger B. Collision detection for deformable objects.

Computer Graphics Forum, 2005:61-81.

[178] Klein J, Zachmann G. Controlling the error of time-critical collision detection. The 8th International Fall Workshop Vision, Modeling, and Visualization (VMV), University München, 2003,11: 19-21.

[179] Pan J, Chang J, Yang X S. Graphic and haptic simulation system for virtual laparoscopic rectum surgery. The International Journal of Medical Robotics and Computer Assisted Surgery, 2011, 7(3):304-317.

[180] Li J, Gao B, Guo S. Design of collision detection algorithms and force feedback for a virtual reality training intervention operation system. IEEE International Conference on Robotics and Biomimetics, Zhuhai, 2015:1660-1665.

[181] Redon S, Kim Y J, Lin M C. Fast continuous collision detection for articulated models. ACM Symposium on Solid and Physical Modeling, Genoa, 2004:145-156.

[182] 夏福清. 虚拟手术系统中缝合等关键模块的实现. 上海：上海交通大学, 2010.

[183] Courtecuisse H, Jung H, Allard J. GPU-based real-time soft tissue deformation with cutting and haptic feedback. Progress in Biophysics and Molecular Biology, 2010, 103(2-3):159-168.

[184] Wicke M, Botsch M, Cross M. A finite element method on convex polyhedral. Computer Graphies Forum, 2007, 26(3):355-364.

第2章 几何建模算法与程序实现

为了设计针对人体组织建模和分析的仿真软件，本章利用 Visual C++语言，以 Visual Studio 2010 为开发工具在 Windows 平台上设计开发了人体组织三维建模软件，它既可以单独使用，也可以作为虚拟手术系统的子模块。该软件主要包括医学图像分割模块和三维重建模块，并能够实现三维模型的可视化显示。通过该软件对人体髋关节肌肉、股骨和髋骨进行分割及三维重建，所生成的三维几何模型能够合理地表达出髋部组织的结构信息。

2.1 几何建模算法

利用 Visual Studio 2010 软件设计人体组织几何建模界面，软件主要模块功能和实现方法包括区域生长模块的功能和算法、交互式分割模块的功能和算法、三维重建模块的功能和算法。

1. 区域生长模块

区域生长算法的基本思想是将具有相同或相似性质的像素集合起来构成区域。先在感兴趣的区域人工选取一个像素点作为种子点，然后根据某一准则将种子点周围邻域中满足条件的像素合并到种子区域中，再将这些新的像素点作为种子点反复进行上面的步骤，直到再没有满足条件的像素点，这样就形成了一个区域。区域生长算法是经典的串行区域分割算法，后面的分割以前面的结果作为判定条件[1]。区域生长算法的关键在于生长准则和种子点的选取，大部分生长准则是根据图像的局部特征而定的。本书的研究对象为二维医学图像，故选用的生长准则为基于区域灰度差的准则。

该模块功能是利用区域生长算法对载入的二维医学断层图像进行分割。该模块中所用的区域生长算法是将灰度值作为相似性度量，通过对生长准则参数的设定，分割出感兴趣的人体组织。该模块主要用于分割灰度值均匀、组织间灰度值相差较明显且边缘清晰的医学图像。对于灰度差较小或灰度分布不均匀的组织，容易造成空洞或过度分割。可配合交互式分割模块协同完成分割工作。

2. 交互式分割模块

本书采用边填充算法的交互式分割算法，由操作者根据要分割的区域绘制任意多边形，程序自动将多边形内部的区域分离出来。算法可以简单描述为两个步骤：将绘图窗口的背景色置为 M' 颜色；对多边形的每一条非水平边，从该边上的每个像素开始向右求补。

该模块功能是利用一种交互式分割算法对载入的二维医学断层图像进行分割。手动绘制多边形，选出感兴趣的区域并提取、分离，从而完成对医学图像的分割。该模块对形状规则的组织器官分割效果较好且节省时间，对于形状不规则的组织器官往往配合区域生长模块共同分割，避免消耗大量的时间。

3. 三维重建模块

本书中的表面重建算法采用的是经典的 MC 算法，用户通过设置一个高阈值和一个低阈值，将处于两阈值之间的组织器官分离出来，从而实现医学图像的表面重建。该模块功能是利用一种基于体素的三维重建算法对分割后的一组二维医学断层图像进行几何三维表面重建。用户可以对重建后的三维模型进行放大、缩小、移动和旋转等操作，从而能够直观地观察该组织的生理结构、病灶的大小和位置等信息。

2.2　几何建模程序实现

1. 几何建模软件界面

根据以上分析，利用 Visual Studio 2010 软件进行虚拟手术系统界面的设计，如图 2.1 所示。

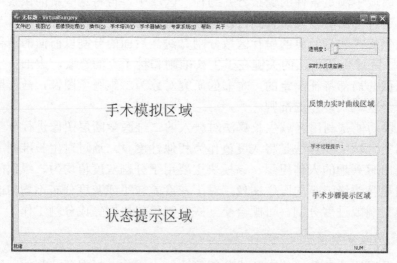

图 2.1　虚拟手术系统界面

其中各个菜单的子菜单如图 2.2 所示。

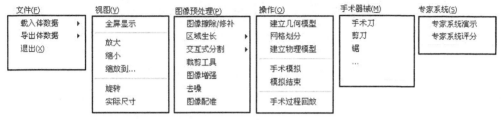

图 2.2　菜单栏子菜单

2.　三维重建程序设计

人体组织几何三维重建就是从一组二维医学图像中进行边界识别分割，提取物体相关表面信息来重新还原物体的三维模型，从而真实地反映人体器官的生理结构。目前，人体组织几何建模三维重建算法主要分两种：表面重建和体重建。表面重建可以将任意组织的表面结构表达出来，但无法表达组织器官的内部结构。体重建不仅能够表达组织器官的表面信息，还可以表现其内部结构，但是其计算量太大，并且生成的体模型内部存在大量空洞。由于本书中的虚拟手术系统对三维模型的内部表现要求不高，最重要的是要求模型内部必须是连续贯通的，其内部的填充在接下来的工作中实现，因此选用了表面重建算法。三维重建程序流程图如图 2.3 所示。

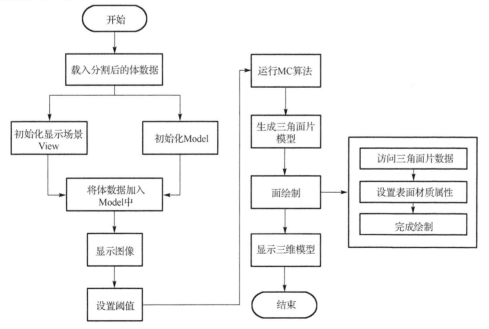

图 2.3　三维重建程序流程图

2.3　髋部骨和肌肉几何建模结果

肌肉的数据来源于哈尔滨理工大学数字医学实验室一名健康男性在哈尔滨医科大学附属第一医院拍摄的髋关节 MRI 图像，采用轴位连续断层扫描方式，选择 T2 加权自旋回波序列。扫描参数如下：矩阵为 512×512，层厚为 3mm，视野(field of view, FOV)为 17cm，共计 182 层。骨的数据来源为该健康男性的计算机断层扫描(computed tomography，CT)图像。本模块的软件环境：使用 Visual C++开发环境在 Windows 平台上实现。硬件环境：CPU 为 AMD Athlon 7750 双核，内存为 4GB。提取的程序运行结果包括：研究对象在相同种子点不同参数下应用区域生长算法的分割结果；研究对象在不同种子点相同参数下应用区域生长算法的分割结果；分别应用区域生长算法和交互式分割算法分割股骨的结果；分别应用区域生长算法和交互式分割算法分割半腱肌的结果。

(1)以源图像骨薄肌中选取的点为种子点，参数 dv 和 cv 均取 30，利用区域生长算法分割出的肌肉如图 2.4 所示。

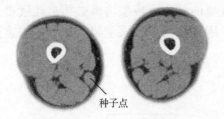

图 2.4　肌肉分割结果(dv=cv=30)

(2)以源图像骨薄肌中选取的点为种子点，参数 dv 和 cv 均取 90，利用区域生长算法分割出的肌肉如图 2.5 所示。

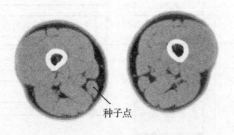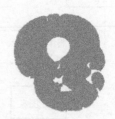

图 2.5　肌肉分割结果(dv=cv=90)

(3)以源图像半腱肌中选取的点为种子点，参数 dv 和 cv 仍取 30，利用区域生长算法分割出的肌肉如图 2.6 所示。

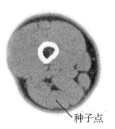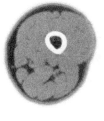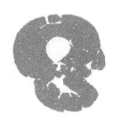

种子点

图 2.6　肌肉分割结果

(4) 以股骨中的一个点为种子点，由于骨的灰度值较大，因此参数 dv 取 300，cv 取 900。利用区域生长算法进行股骨分割的结果如图 2.7 所示。

种子点

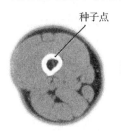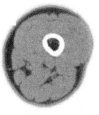

图 2.7　股骨分割结果一

分割结果 (1)~(4) 表明，以源图像股薄肌中选取的点为种子点，参数 dv 和 cv 均取 30，利用区域生长算法可以分割出完整的股薄肌切片。但是对于同样的种子点，当参数 dv 和 cv 均取 90 时，由于选择的参数较大，利用区域生长算法分割出连通的多块肌肉。如果参数 dv 和 cv 均取 30，在参数不变的情况下，选取边界模糊的半腱肌中的一个点作为种子点，分割出了包括半腱肌在内的多块肌肉。从肌肉和骨的分割结果可以看出，区域生长算法对参数的控制和种子点的选择要求较高，对边界较模糊的组织容易提取出分割对象以外的多个部分，即出现过度分割现象。

(5) 利用交互式分割算法对人体肌肉和骨骼进行分割处理，半腱肌的分割结果如图 2.8 所示，股骨分割结果如图 2.9 所示。

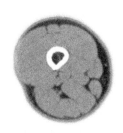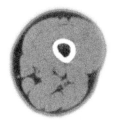

图 2.8　半腱肌的分割结果

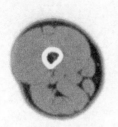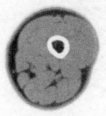

图 2.9　股骨分割结果二

　　从分割结果(5)可以看出,交互式分割算法可以分割出任何感兴趣的组织和器官,但是该算法操作起来比较费时,并且对操作者有较高的要求,因此,对于股骨这样边界清晰且灰度值差比较大的组织可以直接选用区域生长算法进行分割,而对于半腱肌等边界模糊的肌肉组织,就可以考虑选用交互式分割算法,或者首先采用交互式分割算法将感兴趣的区域近似地分割出来,将灰度值相差不大的组织分离出去,再利用区域生长算法就可以更好地分割出想要的结果,既有效地避免了区域生长算法的过度分割,也提高了分割的效率。

　　由于三维重建的几何模型是由计算机合成的,非自然图像,用户在重建模型的过程中,根据需要设定和调整相关参数,因此很难定量地对三维重建的结果进行评估。目前,对三维重建质量的评估主要是主观上的,根据操作者的解剖学经验或对比真实的人体器官,对三维模型的关键特征点进行比较,来判断重建结果的优劣。下面是本软件重建的三维几何模型与真实的人体肌肉和骨骼结构的对比。

　　缝匠肌对比图如图 2.10 所示,图 2.10(a)为真实人体缝匠肌结构,图 2.10(b)为基于本软件建立的缝匠肌几何模型。

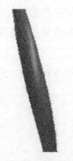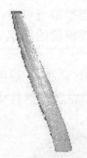

(a)真实人体缝匠肌结构　　　　　　　　　(b)缝匠肌几何模型

图 2.10　缝匠肌对比图

　　髋骨对比图如图 2.11 所示,图 2.11(a)为真实人体髋骨正面结构,图 2.11(c)为真实人体髋骨背面结构,图 2.11(b)和图 2.11(d)为基于本软件建立的髋骨正面和背面几何模型。

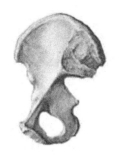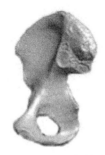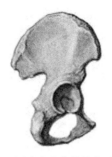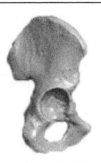

(a)真实人体髋骨正面　　(b)髋骨正面几何模型　　(c)真实人体髋骨背面　　(d)髋骨背面几何模型

图 2.11　髋骨对比图

从图 2.10 和图 2.11 可以看出，本软件重建的三维几何模型与真实人体肌肉和骨骼的生理结构基本吻合，能够表现出相应肌肉和骨骼的细节特征。

2.4　本　章　小　结

本软件实现了同时载入多张医学图像的功能。提供了区域生长和交互式分割两种分割算法，可以同时利用两者对图像进行分割，结合各自的优点和适用范围，使分割结果更加精确且保证了分割的速度。本软件可以不必保存分割后的数据而直接进行三维重建，使界面图像分割和三维重建保持同步，可以直接根据三维重建的效果对二维图像的分割进行修改，省去了以往软件必须先保存再重建的烦琐操作。软件实现的功能包括：① 可以批量导入医学图像，并对医学图像进行放大、移动等操作，方便观察；② 提供多种医学图像分割方法，可以对医学图像进行图像增强、去噪、分割、擦除和修补漏洞等功能；③ 可以对预处理后的图像进行三维重建，在界面中显示三维几何模型，并可以对模型进行放大、旋转和移动等操作；④ 可以对三维几何模型表面进行光滑处理，使其美观，更接近真实的人体组织器官；⑤ 可以对三维几何模型进行任意断面的剖切，方便用户对任意断面进行观察；⑥ 可以输出多种格式的体数据文件，提供与其他软件的接口。

参 考 文 献

[1] Wang M N, Liu Y M. Anatomically based geometric modelling using medical image data: methods and programs. The Open Biomedical Engineering Journal, 2015, 9（9）: 126-132.

第 3 章　网格划分算法与程序实现

　　为了获得高质量的人体髋部网格划分结果，本书采用基于二次误差测度（quadric error metric，QEM）的边折叠算法对几何模型进行简化。利用网格尺寸场中的尺寸信息构建单元理想尺寸值，实现在曲率较大或者邻近特征明显的地方，局部增大网格密度。联合利用波前推进算法和 Delaunay 算法生成髋部的表面网格和体网格。在 Visual Studio 2010 环境下实现网格划分的程序设计。髋关节骨骼和肌肉的网格划分与网格质量分析结果表明：所设计的网格划分程序能够实现网格划分功能，生成的网格均匀、过渡平缓，且很好地保持了原模型的几何结构。

3.1　模型的简化

　　庞大而精细的网格固然可以保证显示对象的逼真度，却对计算机的存储容量、传输速度以及渲染等方面带来巨大的挑战，所以要用一些较为简单的近似模型来代替原始模型，实现几何模型的简化。

3.1.1　模型简化算法

　　基于 QEM 的边折叠算法的基本思想是：将边作为简化的操作对象，在一次折叠中，用一个新顶点代替一条满足条件的边，与该边相关联的所有顶点和新顶点重新连接，完成一次折叠操作[1]。基于 QEM 的边折叠算法能够很好地保持原模型的特征约束和几何形状信息，但是随着简化比例增大，新生成的顶点折叠代价会不断积累，直到特征边缘部分的边小于模型平缓区域的边，从而导致错误地选择边缘进行简化，最终影响模型网格划分的精度。出现这种状况是因为通常的 QEM 计算结果是多次折叠误差的累计和，本书通过对折叠代价函数取均值，从而获得更好的折叠排序；另外，应考虑到顶点邻接几何元素的影响，将邻接三角形的面积融合到折叠代价函数中，折叠代价函数表示为

$$Q_{v_i} = \left(\sum_{i=1}^{n} f_i Q_i \right) \Big/ n \tag{3.1}$$

式中，n 是与顶点 v_i 相关的三角形的个数。Q_i 和 f_i 分别为与该顶点相关的 i 个三角形平面的 QEM 和三角形的面积。

3.1.2　模型简化结果

输入数据规模是 512×512×140 的一组经过预处理的 CT 图像，利用 MC 算法对 CT 图像进行表面重建得到由大量三角面片组成的股骨模型，对重建后的模型进行指定不同面片数量(即不同简化比例)的简化操作，模型简化结果如图 3.1 所示。图 3.1(a)为股骨原始模型，含有 284572 个三角形，图 3.1(b)～(d)为简化后的模型，简化比例分别为 40%、80% 和 97.5%，图 3.1(e)为局部放大结果。

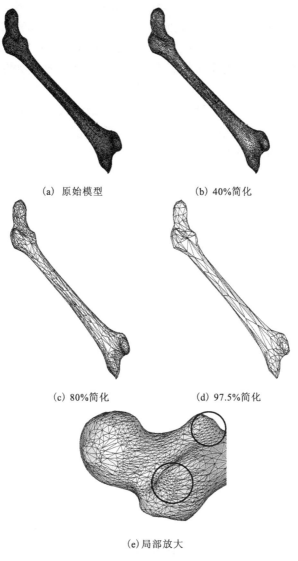

(a) 原始模型　　　　　　　　(b) 40%简化

(c) 80%简化　　　　　　　　(d) 97.5%简化

(e)局部放大

图 3.1　股骨模型简化结果

　　通过图 3.1 可以看到，本章算法能够实现对髋部股骨复杂几何模型进行有效的多分辨率简化，简化结果保持了模型的细节信息，达到了预期的研究目标。由于本书为排序后选择性折叠，图 3.1(c)中股骨模型两端曲率较大区域三角形比较密集，在股骨干曲率较小区域，三角形比较稀疏。图 3.1(d)虽然保持了模型的几何特征，但由于简化比例过大，部分细节已经丢失。图 3.1(e)由于采取对折叠代价取均值排序，有效地避免了误差积累，所以在模型高曲率区域保留了密集的三角形面片，更好地保持了模型的细节特征。

　　利用本章的模型简化算法、Qslim 2.0 算法[2]和逆向工程软件 Geomagic 分别对股骨模型进行简化，简化比例分别为 20%、40%、60%、80%、90%、95%和 97.5%。利用命令行工具 Metro[3]来计算模型简化前后的平均(Mean)距离和豪斯多夫(Haurdorff)距离，对模型的几何相似度进行定量分析。结果如图 3.2 所示。由图 3.2 可以看出本章程序简化效果明显在几何相似度上占有优势，其中平均距离代表模型简化前后整体平均误差，豪斯多夫距离代表最大误差。从图 3.2 中可以发现简化比例大于 80%时，曲线的斜率明显增大，简化模型在形态上误差变化明显，所以建议简化比例控制在 80%以下较为适宜。

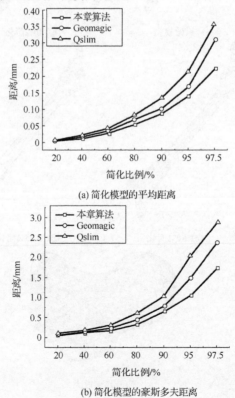

(a) 简化模型的平均距离

(b) 简化模型的豪斯多夫距离

图 3.2　简化模型的平均距离和豪斯多夫距离检测

3.2　模型的网格划分

首先对简化后的模型进行表面三角形网格划分，然后对离散化的三角模型进行四面体填充，通过联合利用波前推进算法和 Delaunay 算法，更好地控制网格划分过程，不仅实现了模型的高质量网格划分，而且保证了模型的几何相似度。

3.2.1　子域曲面重建

模型简化操作后导出文件为 STL 文件，通过一组表面三角面片来进行封闭模型的边界表示，存储格式分为二进制和 ASCII 码两种。本书采用 ASCII 码格式，基本的记录信息包含三角形顶点和法向量信息，不包含拓扑关系信息。为保证子域曲面重建结果更加逼近原模型，简化模型中的边界边、脊线和角点应该保留。髋部模型含有大量的边界边、脊线和角点，为保持这些特征边和特征顶点，通过曲面重建，对离散曲面进行拟合，转换为更好的自由曲面，以保持模型的几何形状。

本书将简化模型表面分解为多个子域曲面，通过设置相邻三角面片夹角阈值的染色算法来进行模型特征的识别，并将特征定义在子域的边界上，完成模型分解。在子域识别过程中，若设置的角度阈值较小，简化模型就会被分解成过多的子域，则会在子域中引入很多非特征边界。因此，为了避免这种情况的发生，本书角度阈值取 30°。由于分解后子域曲面由邻接离散三角面片组成，本书通过为每个三角形构建一个一阶连续的三角 Bemstein-Bézier（B-B）曲面片来重建连续子域曲面[4]。

3.2.2　网格尺寸控制

表面网格模型是四面体划分的基础，表面网格作为边界能够决定四面体单元的大小和质量，所以要更好地控制表面三角形尺寸。通过网格尺寸场中的尺寸信息可以获得区域内任意点所需的单元理想尺寸值。本书中，综合考虑了用户定义的尺寸信息和曲面几何自适应尺寸信息，将采样点的理想尺寸表示为

$$h = \max(\min(h_k, h_l, h_{\max}), h_{\min}) \tag{3.2}$$

式中，$h_{\max}$ 为用户指定的全局均匀化尺寸，限制单元最大尺寸；$h_{\min}$ 为用户指定

的最小尺寸；h_k 为曲率特征的自适应尺寸；h_l 为邻近特征自适应尺寸。本书中最大尺寸设置为 5mm，最小尺寸设置为 0mm。

3.2.3　特征点计算和区域边界的离散

为了使划分后的网格尽可能逼近重建曲面，提高网格模型的几何相似度，本书将模型的特征点优先确定为单元的节点，模型的边界定义为单元的边界，所以模型曲面重建后的第一步是确定模型特征点的位置，特征点包括三类：交汇点(至少三个面相交的特殊节点)、极值点(在一个封闭的边界上，x、y、z 的极大值点或极小值点)、其他特征点(由边界退化形成的点)。

确定特征点后，根据尺寸控制信息要求对区域边界离散，为保证不同子域曲面的相容性，优先考虑公共边界，最终得到边界离散节点以及节点的网格尺寸控制信息。优先选择交汇点作为初始点，极值点和其他特征点在边界离散的过程中作为新节点使用。

边界的离散首先从公共边界曲线中选取节点 x^0 作为初始点，预测和修正得到下一个点，以较小步长对曲线沿切线方向进行分段离散，直到遇到终止点结束，那么假设当前节点为 x^k，该点对应的切向量为 t^k，则预测下一个节点位置 $\tilde{x}^{k+1}$ 为

$$\tilde{x}^{k+1} = x^k + h \cdot t^k \tag{3.3}$$

将预测点投影到曲线上，可以得到新的节点 x^{k+1}：

$$\left\| x^{k+1} - \tilde{x}^{k+1} \right\| = O\left(\left\| \tilde{x}^{k+1} - x^k \right\|^2 \right) \tag{3.4}$$

$$\left\| x^{k+1} - \tilde{x}^{k+1} \right\| \leqslant c \left\| \tilde{x}^{k+1} - x^k \right\| \tag{3.5}$$

式中，c 为常数，取值为 0.1。

然后对式 (3.5) 进行判断，当式 (3.5) 不成立时，改变步长 h 为原来的 1/2，重复上述过程，直到整个边界曲线被分割为期望的网格尺寸线段。最后将所有得到的节点集合存储在 ADT 树中。

3.2.4　表面网格和体网格的生成

在曲面重建、特征点和边界离散计算完成后，将进行子域曲面网格的生成，本书结合局部映射法将待划分曲面映射到二维平面上，运用二维的波前推进法划分，并将划分结果映射到曲面上生成曲面域的三角形网格。在表面网格的基础上，采用 Delaunay 算法中的 Waston-Bowyer 逐点插入法实现髋部模型四面体网格划分。图 3.3 为程序设计总体流程图。

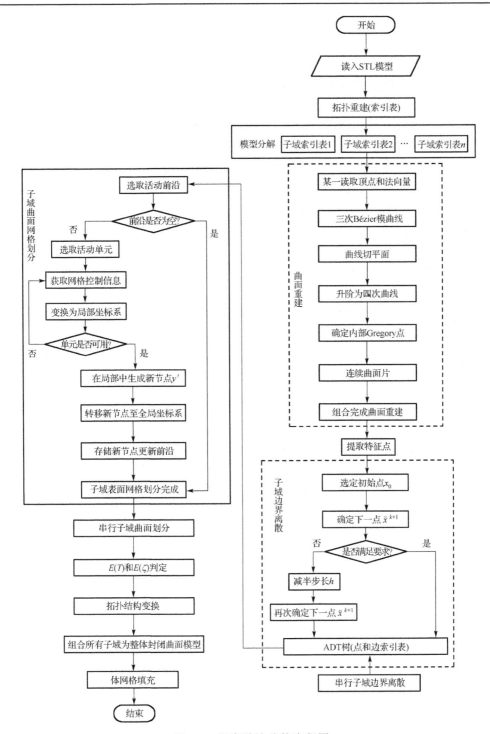

图 3.3　程序设计总体流程图

3.3　网格划分结果

本书所设计的网格划分程序开发环境为 Microsoft Windows XP 系统下的 Visual Studio 2010，处理器参数为 Intel(R)、Xeon(R)、E5606@2.13GHz、四核，内存参数为 DDR3、133MHz、8GB，显卡为 1GB。

应用本书设计的网格划分算法对简化后的股骨模型、股外侧肌模型进行网格划分，结果如图 3.4 和图 3.5 所示，其中图 3.4(a)是简化后模型(面片数为 25000)，图 3.4(b)是简化后部分股骨模型的局部放大图，图 3.4(c)是部分股骨表面网格模型，图 3.4(d)是网格加密图，图 3.4(e)是体网格模型；图 3.5(a)是股外侧肌表面网格模型，图 3.5(b)是股外侧肌体网格剖视图。从图 3.4、图 3.5 可以看到：①简化后模型虽然是表面三角模型，但存在狭长的三角形、表面拓扑结构不一致和面片不平滑等情况。这种低质量的表面网格模型不能作为三维实体单元划分的直接输入，如图 3.4(b)所示。②本章设计的网格划分算法在模型曲率较大区域进行自适应表面网格划分，得到的单元形状接近于等边三角形，过渡平缓，适应了模型的曲率变化，保持了模型的几何形状特征，如图 3.4(d)和图 3.5(a)中点 1 所示。③为有效描述曲面形状，在模型特征约束较多区域进行网格加密，更好地适应复杂曲面，保持模型的几何精度，如图 3.5(a)中点 2 所示。④在体网格划分时，四面体单元过渡平稳，如图 3.4(e)、图 3.5(b)所示。

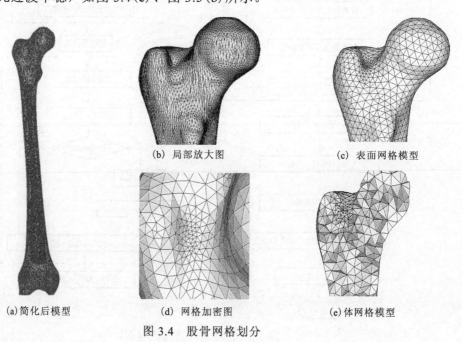

(b) 局部放大图　　　　　　　　(c) 表面网格模型

(a) 简化后模型　　　　　(d) 网格加密图　　　　　(e) 体网格模型

图 3.4　股骨网格划分

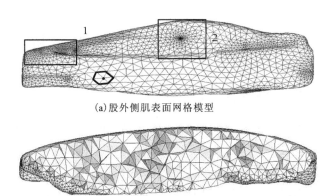

(a)股外侧肌表面网格模型

(b)股外侧肌体网格剖视图

图 3.5　股外侧肌网格划分

　　髋部主要由髋骨、股骨、髋部肌肉和软骨组成。由于人体髋部肌肉形状复杂和二维图像数据精度的限制，本书将位置相邻、功能相近的肌肉和一些小块组织合并建模，共建立人体髋部骨骼 2 块、肌肉 13 块，关节软骨 1 块，利用本章提出的模型简化算法和网格划分算法对髋部模型进行简化和网格划分，结果如图 3.6所示。利用本章提出的算法能够实现所有髋部模型的网格划分，其中股内侧肌和股直肌模型在现有软件中无法自动完成划分，提示边界面角过大，而在本章设计的程序中能够进行有效网格划分，证明所提出的网格划分算法对复杂模型有更强的适应能力；在进行髋部组织模型装配时，由于网格划分结果更加逼近原始几何模型，装配模型间配合更加准确，这对于有限元力学计算的收敛意义重大；从图 3.6中可以看到，在模型曲率大的区域，网格明显加密，过渡平缓。

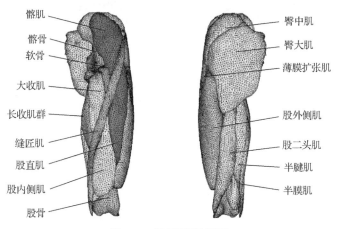

图 3.6　髋部装配模型

3.4　网格划分结果的质量分析

3.4.1　表面网格划分质量分析

　　表面三角形单元是四面体网格划分的基础,不仅能够决定四面体单元的质量,而且作为边界单元直接影响生物力学计算的精度。同时,所有原模型的边和面都应该被网格逼近,尽可能地保持模型网格划分前后的几何精度。利用本章提出的网格划分算法与现有软件中的推进波前(advancing front technique,AFT)算法对同一模型进行网格划分,由于本章提出的算法在尺寸控制时加入了几何自适应局部网格加密,所以在指定相同最大尺寸时,所得到的划分结果单元数量明显多于现有软件。结果如图 3.7 所示,其中图 3.7(a)、(c)为本章程序得到的网格结果,图 3.7(b)、(d)是现有软件 AFT 算法的划分结果。

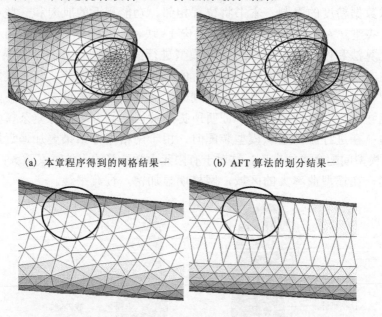

(a) 本章程序得到的网格结果一　　　(b) AFT 算法的划分结果一

(c) 本章程序得到的网格结果二　　　(d) AFT 算法的划分结果二

图 3.7　股骨网格划分局部图

　　从图 3.7(a)、(c)可以看到模型曲率变化大的区域,网格划分程序能够进行渐近式网格加密,单元之间过渡平稳,其他部位网格稀疏;网格划分结果均匀、单元形状优,并且能够保持模型的几何精度。通过统计三角形最小角的角度分布情况来对股骨模型表面三角形单元的质量进行分析,结果如表 3.1 所示。

表 3.1　表面三角形单元质量

算例	全局尺寸/mm	三角形数量	最大角/(°)	最小角/(°)	最小角的角度分布/%			
					0°~15°	15°~30°	30°~45°	45°~60°
本章算法	5	8306	167.36	3.31	0.36	0.79	0.79	90.85
	6	6672	167.36	3.31	0.45	1.09	9.71	88.74
现有软件AFT算法	5	6706	172.85	3.52	1.92	7.81	12.36	77.75
	4.5	8434	163.94	3.50	1.06	3.78	13.79	81.37
简化模型	—	25000	169.92	3.31	32.55	30.51	24.75	12.18

从表 3.1 可以看到简化模型中很多三角形的最小角为 0°~30°，这样的三角形无法作为四面体网格生成的输入，需要再次生成高质量的曲面网格。本章算法得到的表面三角形单元最小角绝大多数都在 45° 以上，且在此最优区间内的数量明显优于现有软件 AFT 算法。由于本章算法在模型曲率大和特征约束多的区域进行了网格加密，所以，本章算法获得的总体单元数量大于现有软件 AFT 算法。为了使验证更加严密，当本章算法全局尺寸设置为 5mm 时，将现有软件全局尺寸设置为 4.5mm，此时，现有软件获得的总体三角面片数目与本章算法全局尺寸设置为 5mm 时大致相等，本章算法网格划分结果是 90.85% 的三角形的最小角分布在 45°~60°，现有软件 AFT 算法网格划分结果是 81.37% 的三角形的最小角分布在 45°~60°。从表 3.1 中还可以看到，本章算法得到表面网格的均匀性不会随着划分单元数目发生明显的改变，而现有软件 AFT 算法在进行网格划分时，随着单元数量的增多，表面网格均匀性产生了较大的变化。

利用 Metro 对髋部股骨模型表面网格划分前后的平均距离和豪斯多夫距离进行定量分析，结果如表 3.2 所示。可以看出本章算法生成的表面网格能够更好地逼近原始模型，更好地保持了原模型的几何特征。

表 3.2　表面网格的平均距离和豪斯多夫距离

算法	全局尺寸/mm	节点数量	三角形数量	平均距离	豪斯多夫距离	局部加密
本章算法	5	4157	8306	0.098799	1.100910	是
	6	3390	6672	0.183113	1.545679	是
现有软件AFT算法	5	3357	6706	0.188196	6.445955	否
	4.5	4221	8434	0.144433	2.258001	否

3.4.2　体网格划分质量分析

体网格划分质量将直接影响有限元计算结果的可靠性、收敛性以及整体计算效率。本书的主要目标是面向髋部复杂模型，生成大规模高质量的四面体网格模型，能够满足髋部生物力学有限元计算的需要。

利用现有软件 Hypermesh 13.0 中 check elems 工具，对网格模型的质量评价参数进行测试，进而评价本章生成的体网格的质量。将本章体网格划分结果与现有软件直接生成的股骨和股外侧肌四面体网格进行比较，结果如图 3.8 所示。可以看出对于 Aspect、Shew、Tet callapse、Triangle min angle、Triangle max angle、Equia skew、Vol skew、Vol AR 8 组四面体质量评价参数，本章的股骨划分结果均优于现有软件，除了 Vol skew，其他 7 组股外侧肌划分结果的质量参数都优于现有软件。

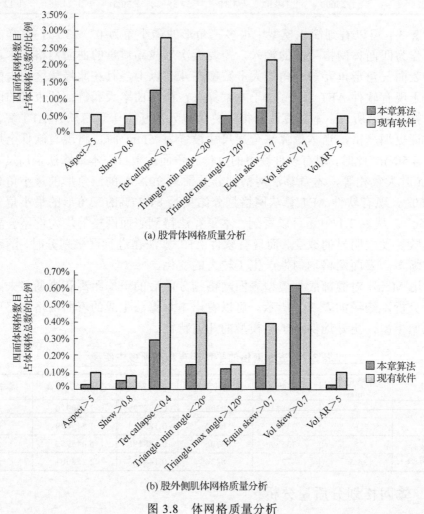

(a) 股骨体网格质量分析

(b) 股外侧肌体网格质量分析

图 3.8　体网格质量分析

对股骨和股外侧肌模型中四面体网格的质量参数 Tet callapse 的分布情况进行分析，结果如图 3.9 所示。定义 Tet callapse 的值为 0.6～0.8 为一般四面体网格，0.8～1 为优质四面体网格，可以看到，本章得到的股骨、股外侧肌的一般四面体网格所占比例分别为 64.14%和 63.32%，现有软件一般四面体网格占比分别为 67.43%和60.89%，本章得到的股骨、股外侧肌的优质四面体网格所占比例分别为 24.50%和17.81%，现有软件优质四面体网格占比分别为22.87%和16.31%。

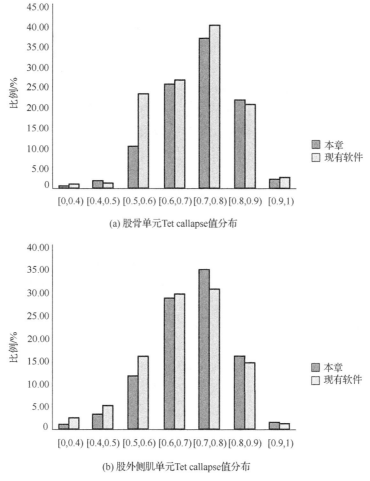

(a) 股骨单元Tet callapse值分布

(b) 股外侧肌单元Tet callapse值分布

图 3.9　单元 Tet callapse 值分布

表 3.3 给出了本章生成股骨和股外侧肌网格的程序运行时间，N_e 为体网格单元数量，T 为网格划分所耗费的总时间，其中特征识别和建立尺寸控制场的时间为 T_f，边界曲面离散和曲面三角形划分的时间为 T_l 和 T_s，四面体网格生成的时间为 T_t。

表 3.3　网格划分时间　　　　　　　　　　　　　（单位：s）

模型	N_e	T	T_f	T_l	T_s	T_t
股骨	32392	207.61	18.16	18.86	84.12	86.47

| 股外侧肌 | 40424 | 214.29 | 16.39 | 17.12 | 83.94 | 96.84 |

3.5　本章小结

　　针对人体髋部模型的结构特点，利用基于 QEM 的边折叠算法对模型进行简化，通过综合运用 AFT 算法和 Delaunay 算法对模型设定最大全局尺寸的面网格划分和四面体网格自动划分，通过网格尺度控制在大曲率和特征较多的区域实现局部的自动加密，整个程序在 Visual Studio 2010 环境下通过 C++编程实现。通过对面网格和体网格的质量分析，可以得出，所提出的网格划分方法能够实现髋部组织的网格划分，所获得的网格单元均匀、过渡平缓，并且在保留原几何模型特征方面具有优势。

参 考 文 献

[1]　Wang M N, Gao J, Wang X Y. High-quality mesh generation for human hip based on ideal element size: methods and evaluation. Computer Assisted Surgery, 2017,22(supp.1):212-220.

[2]　Lo S. Volume discretization into tetrahedra-II. 3D triangulation by advancing front approach. Computers & Structures, 1991, 39(5): 501-511.

[3]　Labelle F, Shewchuk J R. Fast tetrahedral meshes with good dihedral angles. ACM Transactions on Graphics, 2007, 26(3): 28-57.

[4]　Zhang Y, Sohn B. 3D finite element meshing from imaging data. Computer Methods in Applied Mechanics and Engineering, 2005, 194(48): 5083-5100.

第 4 章　皮下脂肪组织生物力学建模及仿真

人体组织的生物力学建模及仿真是虚拟手术系统的基本组成部分，皮下脂肪组织作为重要的人体软组织，其生物力学建模及仿真方法研究是虚拟手术工作中亟待解决的问题。针对该问题，本章基于线弹性和超弹性有限元模型对皮下脂肪组织生物力学建模及仿真展开研究。首先，将皮下脂肪组织形变过程划分为加载初期和加载后期两个阶段，分别建立加载初期的线弹性力学模型和加载后期的非线性超弹性力学模型。然后，基于有限元理论，对皮下脂肪组织的生物力学模型进行仿真计算。最后，在 Visual Studio 环境下编译皮下脂肪组织有限元模型仿真程序，将线性有限元计算融入非线性有限元计算中。通过仿真结果与实验结果的比较，验证了模型的精确性。通过与单一的线性模型和超弹性模型的仿真时间对比，验证了线性与非线性混合模型仿真算法的高效性。

4.1　皮下脂肪组织生物力学模型及计算

人体组织的生物力学建模就是用数学的语言对组织的三维几何模型赋予其本身具有的生物力学特性。本节首先从解剖学和生理学角度出发，研究皮下脂肪组织的生物力学特性，结合有限元法的相关求解理论，具体讨论材料非线性与几何非线性的有限元公式推导与非线性方程组的解法，转化为矩阵形式的表达，为皮下脂肪组织快速形变计算打下基础，以便于后续程序的实现。

4.1.1　皮下脂肪的结构与特性

皮下脂肪组织结构精细复杂，生物力学特性独特，在人体中扮演着重要角色。准确掌握皮下脂肪组织的形态和生物力学特性，是进行皮下脂肪组织形变仿真研究的基础。人体的脂肪有两类：一类为中性脂肪，它可以随人们的营养状况和机体活动的多少而增减；另一类为类脂，包括磷脂胆固醇和胆固醇脂，它们是人体生物膜的主要成分，是形成生命重要物质——胆盐、维生素 D、类固醇激素的重要原料，它们是相对固定而不能轻易变动的。本章主要讨论的是中性脂肪中的皮下脂肪组织，如图 4.1 所示。

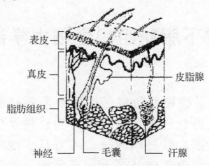

表皮——

真皮——　　　　　　　　　　——皮脂腺

脂肪组织——

神经——　　——毛囊　　——汗腺

图 4.1　皮下脂肪组织解剖图

脂肪内充满脂质、少数线粒体和较多游离核糖体，胞核挤向边缘且变扁平。脂肪细胞聚集，组成大小不一的脂肪小叶，其间以纤维间隔为界（脂肪小叶间隔）。皮下脂肪组织内富有血管，由小叶间隔小动脉分支形成毛细血管，伸入脂肪小叶并围绕着每个脂肪细胞。毛细血管基底膜与脂肪细胞膜紧密接触，有助于血液循环和脂质的输送。皮下脂肪组织分布于真皮和肌膜，上方与真皮、下方与肌膜密接，分布于体表，形成皮下脂肪层，占体重的 18%。皮下脂肪层是储藏能量的仓库，又是热的良好绝缘体，此外还可缓冲外来的冲击，保护内脏器官。其厚度因体表部位、年龄、性别、内分泌、营养和健康状态等而有明显差异[1]。

人体是由各种组织器官组成的复合体，皮下脂肪组织不服从以胡克定律为基础的线性弹性力学规律，也不服从以牛顿黏滞定律为基础的流体力学规律[2]。其生物力学模型是十分复杂的，不能用简单的数学方程来表达，皮下脂肪组织为弹性体，因而可以使用有限单元法建立其物理模型。

通过对皮下脂肪组织结构的研究，其力学性质与一般工程材料不同，发现其被拉伸时可以发生 50%左右的大应变，它的变形量和变形历史有着密切关系，应变位移关系也是非线性的，所以还要考虑其几何非线性问题。皮下脂肪组织的微观结构复杂，和其他软组织紧密相连，密度和材料属性分布不均匀，而且不同方向上的力学特性也不尽相同，因此脂肪组织具有非均匀性和各向异性的特性，皮下脂肪组织加载和卸载的过程中，应力-应变曲线不重合，说明皮下脂肪组织具有黏弹性，如图 4.2 所示。在受到外部载荷时，皮下脂肪组织的总体积几乎不变化，其具有不可压缩性。总之，皮下脂肪组织具有非线性、非均匀性、各向异性、超弹性、黏弹性等复杂的生物力学特性[3-6]。

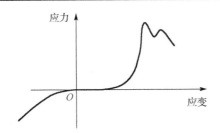

图 4.2　软组织的应力-应变关系曲线示意图

4.1.2　皮下脂肪组织生物力学模型的建立

　　虚拟手术系统中皮下脂肪组织的生物力学模型，基本可以分为两类：一类是较为简单的线性模型，采用线性模型主要为了达到形变仿真的实时性，此模型结构简单，仿真速度较高，但是仿真精度较低，与皮下脂肪组织的实际力学特性存在较大差异。中国人民解放军空军军医大学(第四军医大学)采用线性本构关系进行了包括皮下脂肪组织的面部有限元仿真。另一类模型是非线性模型，该模型主要用于皮下脂肪组织高精度的形变仿真，此类模型大多通过实验总结得出，与皮下脂肪组织的实际力学特性较为接近，但该类生物力学模型的复杂程度较高，仿真的计算量较大。目前，应用较多的非线性模型是超弹性模型和黏弹性模型，其中具有代表性的包括：Amit 等[7]采用带有非线性阻尼器的 Modified Kelvin-Voight 黏弹性模型，能够模拟脚跟部皮下脂肪组织的材料特性。Chand 等[8]提出适用于脚部皮下脂肪组织的 Modified Mooney Model。哈尔滨工业大学利用 Neo-Hookean 超弹性模型和应力松弛函数的 Prony 级数展开形式[9]，分别表达了软组织的非线性超弹性和黏弹性力学特性。黏弹性模型含有时间参数，需要模拟后期的应力松弛情况，计算复杂，计算时间长。超弹性生物力学模型的描述能力很强，通过定义形变梯度 $\boldsymbol{F}$ 和形变张量 $\boldsymbol{C}$，直接支持不可压缩性，并且超弹性材料具有承受大应变和大位移的特点，明显区别于弹性材料，可以定义除黏性外大多数的软组织材料特性。

　　本书为了兼顾模型精度与计算速度，将皮下脂肪组织的生物力学计算过程分为两个阶段：加载初期和加载后期。加载初期将皮下脂肪组织定义为线弹性模型，加载后期将皮下脂肪组织定义为超弹性模型。

　　皮下脂肪组织弹性变形初始阶段采用线弹性的材料属性，为后续精简复杂的非线性计算做准备。弹性力学中应力-应变关系即皮下脂肪组织线性部分生物力学模型，可表示为

$$\boldsymbol{\sigma} = \boldsymbol{D} \cdot \boldsymbol{\varepsilon} \tag{4.1}$$

式中，$\boldsymbol{D}$ 为弹性矩阵，其内容表示皮下脂肪组织线性部分的生物力学特性。$\boldsymbol{D}$ 具体表达形式如下，可以看出其表达式为常数矩阵。

$$D = \frac{E(1-\upsilon)}{(1+\upsilon)(1-2\upsilon)} \begin{bmatrix} 1 & \dfrac{\upsilon}{1-\upsilon} & \dfrac{\upsilon}{1-\upsilon} & 0 & 0 & 0 \\ 0 & 1 & \dfrac{\upsilon}{1-\upsilon} & 0 & 0 & 0 \\ 0 & 0 & 1 & 0 & 0 & 0 \\ 0 & 0 & 0 & \dfrac{1-2\upsilon}{2(1-\upsilon)} & 0 & 0 \\ 0 & 0 & 0 & 0 & \dfrac{1-2\upsilon}{2(1-\upsilon)} & 0 \\ 0 & 0 & 0 & 0 & 0 & \dfrac{1-2\upsilon}{2(1-\upsilon)} \end{bmatrix} \dfrac{1}{2} \tag{4.2}$$

式中，E 为弹性模量；υ 为泊松比。

皮下脂肪组织弹性变形后期阶段为大变形，在大变形阶段采用超弹性的材料属性。选用通过第一、第二主不变量表示的 Polynomial 模型作为皮下脂肪组织的超弹性生物力学模型，可表示为

$$W = \sum_{i+j=1}^{N} C_{ij}(I_1 - 3)^i (I_2 - 2)^j + \sum_{k=1}^{N} \frac{1}{D_k}(J-1)^{2k} \tag{4.3}$$

式中，I_1、I_2 分别是应变张量的第一、第二主不变量；C_{ij} 是材料常数；J 是弹性体积比；D_k 是与温度相关的常数。

4.1.3　皮下脂肪组织有限元计算力学基础

在 4.1.2 节中，我们选用 Polynomial 模型作为皮下脂肪组织的非线性部分的生物力学模型来描述皮下脂肪组织的生物力学特性。

一般对于大变形的非线性材料，常用的应变张量有两种形式，即 Green 应变和 Almansi 应变。以初始构型为参考构形定义的应变称为 Green 应变，以现时构型为参考构型的应变称为 Almansi 应变，所以本书选用的是 Green 应变，Green 应变和 Kirchhoff 应力相共轭，下面所提及的应变均为 Green 应变。

物体由初始状态变形到现时状态时，用变形梯度可以刻画物体的变形，但有时人们更为关心 Q 点附近的相对变形，即应变[10]。如图 4.3 所示，初始构型中线元 $QQ'(\mathrm{d}X_i)$ 和 $QQ''(\delta X_i)$，变形到现时构型中线元 $qq'(\mathrm{d}x_i)$ 和 $qq''(\delta x_i)$，两者的差别可以用线元矢量点积的差来表示，即

$$\mathrm{d}x_i \delta x_i - \mathrm{d}X_i \delta X_i = \left(\frac{\partial x_k}{\partial X_i} \frac{\partial x_k}{\partial X_j} - \delta_{ij} \right) \mathrm{d}X_i \delta X_j \tag{4.4}$$

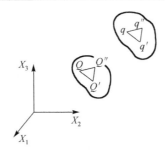

图 4.3　平面初始构型变化示意图

将等号右端的因子作为应变的度量，定义 Green 应变为

$$E_{ij} = \frac{1}{2}\left(\frac{\partial x_k}{\partial X_i} \frac{\partial x_k}{\partial X_j} - \delta_{ij} \right) \tag{4.5}$$

Green 应变为二阶张量，而且是对称张量，Green 应变的一阶张量形式可表示为

$$\begin{aligned} \boldsymbol{E} &= \begin{bmatrix} \varepsilon_x & \varepsilon_y & \varepsilon_z & \gamma_{yz} & \gamma_{xz} & \gamma_{xy} \end{bmatrix}^{\mathrm{T}} \\ &= \begin{bmatrix} E_{11} & E_{22} & E_{33} & 2E_{23} & 2E_{13} & 2E_{12} \end{bmatrix}^{\mathrm{T}} \end{aligned} \tag{4.6}$$

当材料受到外部载荷的作用时，内部产生大小相等、方向相反的作用力以抵抗外力，定义单位面积上的这种反作用力为应力。

在软组织的有限形变理论中，物体的初始构型是已知的，而现时构型是未知的，必须在问题解出后才能确定，所以不能使用基于现时构型的 Cauchy 应力张量，而采用将现时构型的问题转化为初始构型的 Lagrange 应力张量和 Kirchhoff 应力张量来表示。

Cauchy 应力张量是对称的，表示现时构型下单位面积受力，记作 $\boldsymbol{\sigma}$。Lagrange 应力张量也称作第一类 Piola-Kirchhoff 应力张量，一般记作 $\boldsymbol{T}$，与现时构型中的力有关，不是真实应力，一般不对称。

Kirchhoff 应力张量也称第二类 Piola-Kirchhoff 应力张量：记作 $\boldsymbol{S}$，是对称的应力张量，相对于初始构型定义的、对称的应力张量[11-13]。它与 Green 应变张量共轭，也是二阶对称张量，Kirchhoff 应力一维张量形式为

$$\boldsymbol{S} = \begin{bmatrix} S_{11} & S_{22} & S_{33} & S_{23} & S_{13} & S_{12} \end{bmatrix}^{\mathrm{T}} \tag{4.7}$$

在一个固定的三维空间坐标系中，设一个质点在初始构型($t_0=0$)时刻的坐标为 $M = (X, Y, Z)$，现时构型(t 时刻)的坐标是 $m = (x, y, z)$。皮下脂肪组织的运动变形是单值连续的，定义变形梯度为

$$F = \left(\frac{\partial \boldsymbol{m}}{\partial \boldsymbol{M}}\right)^{\mathrm{T}} \tag{4.8}$$

变形梯度张量是一个非对称的二阶张量，右 Cauchy-Green 应变张量 $\boldsymbol{C}$ 的定义为

$$\boldsymbol{C} = \boldsymbol{F}^{\mathrm{T}}\boldsymbol{F} \tag{4.9}$$

在初始构型 (V_0) 区域内，用变形梯度 $\boldsymbol{F}$ 的 Jacobi 行列式 J 表示每个单元体在变形过程中的体积变化，即

$$J = \det(\boldsymbol{F}) \tag{4.10}$$

由脂肪组织不可压缩性得

$$J = \det(\boldsymbol{F}) = 1 \tag{4.11}$$

常用应变张量的三个主不变量 I_1、I_2、I_3 来表达应变能函数，现将三个主不变量用 $\boldsymbol{C}$ 来表示，关系如下：

$$I_1 = \text{trace}(\boldsymbol{C}) \tag{4.12}$$

$$I_2 = \frac{1}{2}[I_1^2 - \text{trace}(\boldsymbol{C}^2)] \tag{4.13}$$

$$I_3 = \det(\boldsymbol{C}) \tag{4.14}$$

由于皮下脂肪组织为不可压缩材料，则

$$\det(\boldsymbol{C}) = 1 \tag{4.15}$$

根据 Green 应变张量 $\boldsymbol{E}$ 和右 Cauchy-Green 应变张量 $\boldsymbol{C}$ 之间的关系：

$$\boldsymbol{E} = \frac{1}{2}(\boldsymbol{C} - \boldsymbol{I}) \tag{4.16}$$

可进一步求出：

$$I_1 = 3 + 2(E_{11} + E_{22} + E_{33}) \tag{4.17}$$

$$\begin{aligned} I_2 = &3 + 4\left(E_{11} + E_{22} + E_{33}\right) + 4\left(E_{11}E_{22} + E_{11}E_{33} + E_{22}E_{33}\right) \\ &- 4\left(E_{12}E_{21} + E_{13}E_{31} + E_{23}E_{32}\right) \end{aligned} \tag{4.18}$$

以初始构型为参考构型，将初始构型进行有限元单元离散，选用固定不动的坐标系。初始构型中单元的几何形状由单元的节点坐标和单元节点位移插值得到：

$$x_i = \sum_{k=1}^{n} N_k \cdot x_i^k, \quad u_i = \sum_{k=1}^{n} N_k \cdot d_i^k \tag{4.19}$$

式中，x_i^k 为 t 时刻节点 k 在 i 方向的坐标分量；n 为单元节点数；d_i^k 为节点 k 在 t 时刻在 i 方向的位移分量；N_k 为节点 k 所在单元的形函数[14]，如图 4.4 所示。因为本书所使用的网格单元是三维四面体网格，所以令单元节点数 $n=4$。

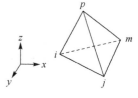

图 4.4　四面体网格

单元内部位移函数表示为矩阵形式如下，式中 $d_i^k = \begin{bmatrix} u_i & v_i & w_i \end{bmatrix}^{\mathrm{T}}$ 是四面体网格中四个顶点的位移向量：

$$d = \begin{bmatrix} u \\ v \\ w \end{bmatrix} = \begin{bmatrix} N_i^e & N_j^e & N_m^e & N_p^e \end{bmatrix} \begin{bmatrix} d_i^e \\ d_j^e \\ d_m^e \\ d_p^e \end{bmatrix} = N^e d^e \tag{4.20}$$

合理的插值函数(形函数)十分重要，直接关系到有限元法的收敛性。要求在单元内与单元间都是连续的。线性四面体网格的形函数是单元节点坐标的函数，如下：

$$N_i = \frac{1}{6V^e}(a_i + b_i x + c_i y + d_i z), \quad i = 1,2,3,4 \tag{4.21}$$

$x(x,y,z)$ 为单元内部任意一点的坐标，V^e 为单元体积：

$$V^e = \frac{1}{6} \begin{vmatrix} 1 & x_i & y_i & z_i \\ 1 & x_j & y_j & z_j \\ 1 & x_m & y_m & z_m \\ 1 & x_p & y_p & z_p \end{vmatrix} \tag{4.22}$$

形函数中的系数按式(4.23)计算：

$$a_i = \begin{vmatrix} x_j & y_j & z_j \\ x_m & y_m & z_m \\ x_p & y_p & z_p \end{vmatrix}, \quad b_i = -\begin{vmatrix} 1 & y_j & z_j \\ 1 & y_m & z_m \\ 1 & y_p & z_p \end{vmatrix}, \quad c_i = -\begin{vmatrix} x_j & 1 & z_j \\ x_m & 1 & z_m \\ x_p & 1 & z_p \end{vmatrix}, \quad d_i = -\begin{vmatrix} x_j & y_j & 1 \\ x_m & y_m & 1 \\ x_p & y_p & 1 \end{vmatrix}$$

$$\tag{4.23}$$

将式(4.22)和式(4.23)代入式(4.21)，四面体网格内部的形函数表示如下：

$$N^e = \begin{bmatrix} N_i^e & N_j^e & N_m^e & N_p^e \end{bmatrix}$$
$$N_i^e = N_i \cdot I_{3\times3} \quad (i,j,m,p) \tag{4.24}$$

4.1.4　皮下脂肪组织的非线性有限元计算

由于人体软组织的应力-应变关系与加载过程有关，所以在工程实际分析计算中采用增量形式的本构关系。从材料角度出发，各向同性的非线性材料的本构关系增量形式可以写成如下形式：

$$\mathrm{d}\boldsymbol{\sigma} = \boldsymbol{D}_T \mathrm{d}\boldsymbol{\varepsilon} \tag{4.25}$$

式中，$\boldsymbol{D}_T$ 是材料切线弹性矩阵。

一般对于能够发生大变形的非线性材料，Kirchhoff 应力与 Green 应变在能量上共轭，因此：

$$\mathrm{d}S_{ij} = \boldsymbol{D}_{ijkl} \mathrm{d}E_{kl} \tag{4.26}$$

则切线弹性矩阵可表示为

$$\boldsymbol{D}_{ijkl} = \frac{\partial^2 W}{\partial E_{ij} \partial E_{kl}} \tag{4.27}$$

将式(4.3)、式(4.17)、式(4.18)和式(4.26)代入式(4.27)中，Polynomial 模型可以表示为以下形式：

$$
\begin{aligned}
W(E) =\ & 2C_{10}(E_{11} + E_{22} + E_{33}) \\
& + 4C_{01}\Big[(E_{11} + E_{22} + E_{33}) + (E_{11}E_{22} + E_{11}E_{33} + E_{22}E_{33}) - (E_{12}^2 + E_{23}^2 + E_{13}^2)\Big] \\
& + 8C_{11}(E_{11} + E_{22} + E_{33})^2 + 8C_{11}(E_{11} + E_{22} + E_{33})(E_{11}E_{22} + E_{11}E_{33} + E_{22}E_{33}) \\
& - 8C_{11}(E_{11} + E_{22} + E_{33})(E_{12}^2 + E_{23}^2 + E_{13}^2) + 4C_{20}(E_{11} + E_{22} + E_{33})^2 \\
& + 16C_{01}\Big[(E_{11} + E_{22} + E_{33}) + (E_{11}E_{22} + E_{11}E_{33} + E_{22}E_{33}) - (E_{12}^2 + E_{23}^2 + E_{13}^2)\Big]
\end{aligned}
\tag{4.28}
$$

则第二类 Piola-Kirchhoff 应力矩阵 $\boldsymbol{S}$ 可以表示为

$$\boldsymbol{S} = \frac{\partial W}{\partial E} = \begin{bmatrix} S_{11} & S_{12} & S_{13} \\ S_{21} & S_{22} & S_{23} \\ S_{31} & S_{32} & S_{33} \end{bmatrix} \tag{4.29}$$

第二类 Piola-Kirchhoff 应力矩阵对 Green 应变张量求导，得到切线弹性矩阵 $\boldsymbol{D}_T$，通过降阶可以得到

$$\boldsymbol{D}_T = \frac{\partial^2 W}{\partial E^2} = \begin{bmatrix} D_{11} & \cdots & D_{16} \\ \vdots & & \vdots \\ D_{61} & \cdots & D_{66} \end{bmatrix} \tag{4.30}$$

$$D_{11} = 16C_{11} + 16C_{11}(E_{22} + E_{33}) + 8C_{20} + 8C_{02}(1 + E_{22} + E_{33})^2$$

$$
\begin{aligned}
D_{12} =\ & 4C_{01} + 16C_{11} + 8C_{11}(2E_{11} + 2E_{22} + 3E_{33}) + 8C_{20} \\
& + 8C_{02}\left\{ \begin{aligned} &\Big[(E_{11} + E_{22} + E_{33}) + (E_{11}E_{22} + E_{11}E_{33} + E_{22}E_{33}) - (E_{12}^2 + E_{13}^2 + E_{23}^2)\Big] \\ &+ (1 + E_{22} + E_{33})(1 + E_{11} + E_{33}) \end{aligned} \right\}
\end{aligned}
$$

$$D_{13} = 4C_{01} + 16C_{11} + 8C_{11}(2E_{11} + 3E_{22} + 3E_{33}) + 8C_{20}$$
$$+ 8C_{02}\left\{\begin{matrix}[(E_{11} + E_{22} + E_{33}) + (E_{11}E_{22} + E_{11}E_{33} + E_{22}E_{33}) - (E_{12}^2 + E_{13}^2 + E_{23}^2)] \\ + (1 + E_{11} + E_{22})(1 + E_{22} + E_{33})\end{matrix}\right\}$$

$$D_{14} = -16C_{11}E_{23} - 16C_{02}E_{23}(1 + E_{22} + E_{33})$$

$$D_{15} = -16C_{11}E_{13} - 16C_{02}E_{13}(1 + E_{22} + E_{33})$$

$$D_{16} = -16C_{11}E_{12} - 16C_{02}E_{12}(1 + E_{22} + E_{33})$$

$$D_{21} = 4C_{01} + 16C_{11} + 8C_{11}(2E_{11} + 2E_{22} + 3E_{33}) + 8C_{20}$$
$$+ 8C_{02}\left\{\begin{matrix}[(E_{11} + E_{22} + E_{33}) + (E_{11}E_{22} + E_{11}E_{33} + E_{22}E_{33}) - (E_{12}^2 + E_{13}^2 + E_{23}^2)] \\ + (1 + E_{22} + E_{33})(1 + E_{11} + E_{33})\end{matrix}\right\}$$

$$D_{22} = 16C_{11} + 16C_{11}(E_{11} + E_{33}) + 8C_{20} + 8C_{02}(1 + E_{11} + E_{33})^2$$

$$D_{23} = 4C_{01} + 16C_{11} + 8C_{11}(3E_{11} + 2E_{22} + 2E_{33}) + 8C_{20}$$
$$+ 8C_{02}\left\{\begin{matrix}[(E_{11} + E_{22} + E_{33}) + (E_{11}E_{22} + E_{11}E_{33} + E_{22}E_{33}) - (E_{12}^2 + E_{13}^2 + E_{23}^2)] \\ + (1 + E_{11} + E_{22})(1 + E_{11} + E_{33})\end{matrix}\right\}$$

$$D_{24} = -16C_{11}E_{23} - 16C_{02}E_{23}(1 + E_{11} + E_{33})$$

$$D_{25} = -16C_{11}E_{13} - 16C_{02}E_{13}(1 + E_{11} + E_{33})$$

$$D_{26} = -16C_{11}E_{12} - 16C_{02}E_{13}(1 + E_{11} + E_{33})$$

$$D_{31} = 4C_{01} + 16C_{11} + 8C_{11}(2E_{11} + 3E_{22} + 2E_{33}) + 8C_{20}$$
$$+ 8C_{02}\left\{\begin{matrix}[(E_{11} + E_{22} + E_{33}) + (E_{11}E_{22} + E_{11}E_{33} + E_{22}E_{33}) - (E_{12}^2 + E_{13}^2 + E_{23}^2)] \\ + (1 + E_{11} + E_{22})(1 + E_{22} + E_{33})\end{matrix}\right\}$$

$$D_{32} = 4C_{01} + 16C_{11} + 8C_{11}(3E_{11} + 2E_{22} + 3E_{33}) + 8C_{20}$$
$$+ 8C_{02}\left\{\begin{matrix}[(E_{11} + E_{22} + E_{33}) + (E_{11}E_{22} + E_{11}E_{33} + E_{22}E_{33}) - (E_{12}^2 + E_{13}^2 + E_{23}^2)] \\ + (1 + E_{11} + E_{22})(1 + E_{11} + E_{33})\end{matrix}\right\}$$

$$D_{33} = 16C_{11} + 16C_{11}(E_{11} + E_{22}) + 8C_{20} + 8C_{02}(1 + E_{11} + E_{22})^2$$

$$D_{34} = -16C_{11}E_{23} - 16C_{02}E_{23}(1 + E_{11} + E_{22})$$

$$D_{35} = -16C_{11}E_{13} - 16C_{02}E_{13}(1 + E_{11} + E_{22})$$

$$D_{36} = -16C_{11}E_{12} - 16C_{02}E_{12}(1 + E_{11} + E_{22})$$

$$D_{41} = -16C_{11}E_{23} - 64C_{02}E_{23}(1 + E_{22} + E_{33})$$

$$D_{42} = -16C_{11}E_{23} - 64C_{02}E_{23}(1 + E_{11} + E_{33})$$

$$D_{43} = -16C_{11}E_{23} - 64C_{02}E_{23}(1 + E_{11} + E_{22})$$

$$D_{44} = -8C_{01} - 16C_{11}(E_{11} + E_{22} + E_{33})$$
$$- 64C_{02}\left\{\left[\begin{matrix}(E_{11} + E_{22} + E_{33}) + (E_{11}E_{22} + E_{11}E_{33} + E_{22}E_{33}) \\ -(E_{12}^2 + E_{13}^2 + E_{23}^2)\end{matrix}\right] - 2E_{23}^2\right\}$$

$$D_{45} = 128C_{02}E_{13}E_{23}$$

$$D_{46} = 128C_{02}E_{12}E_{23}$$

$$D_{51} = -16C_{11}E_{13} - 64C_{02}E_{13}(1 + E_{22} + E_{33})$$

$$D_{52} = -16C_{11}E_{13} - 64C_{02}E_{13}(1 + E_{11} + E_{33})$$

$$D_{53} = -16C_{11}E_{13} - 64C_{02}E_{13}(1 + E_{11} + E_{22})$$

$$D_{54} = 128C_{02}E_{13}E_{23}$$

$$D_{55} = -8C_{01} - 16C_{11}(E_{11} + E_{22} + E_{33})$$
$$- 64C_{02}\left\{\left[\begin{matrix}(E_{11} + E_{22} + E_{33}) + (E_{11}E_{22} + E_{11}E_{33} + E_{22}E_{33}) \\ -(E_{12}^2 + E_{13}^2 + E_{23}^2)\end{matrix}\right] - 2E_{13}^2\right\}$$

$$D_{56} = 128C_{02}E_{22}E_{13}$$

$$D_{61} = -16C_{11}E_{12} - 64C_{02}E_{12}(1 + E_{22} + E_{33})$$

$$D_{62} = -16C_{11}E_{12} - 64C_{02}E_{12}(1 + E_{11} + E_{33})$$

$$D_{63} = -16C_{11}E_{12} - 64C_{02}E_{12}(1 + E_{11} + E_{22})$$

$$D_{64} = 128C_{02}E_{12}E_{23}$$

$$D_{65} = 128C_{02}E_{12}E_{13}$$

$$D_{66} = -8C_{01} - 16C_{11}(E_{11} + E_{22} + E_{33})$$
$$- 64C_{02}\left\{\left[\begin{matrix}(E_{11} + E_{22} + E_{33}) + (E_{11}E_{22} + E_{11}E_{33} + E_{22}E_{33}) \\ -(E_{12}^2 + E_{13}^2 + E_{23}^2)\end{matrix}\right] - 2E_{12}^2\right\} \tag{4.31}$$

本书采用 Samani 等通过实验所测得的系数 C_{ij}，如表 4.1 所示。

表 4.1　皮下脂肪组织生物力学模型相关参数

参数	C_{10}	C_{01}	C_{11}	C_{20}	C_{02}
皮下脂肪组织($\times 10^{-4}$N/mm^2)	3.1 ± 0.3	3.0 ± 0.2	22.5 ± 3	38.0 ± 6	47.2 ± 7

B_L 通常称应变和位移之间不满足线性关系时的位移为大位移，几何非线性问题便是大位移引起的非线性形变问题，而几何非线性问题的平衡方程必须相对于未知变形后的几何位置给出，以初始构型为参考构型，将初始构型进行有限单元离散，选用固定不动的直角坐标系。

本书中应变张量分为线性和非线性两部分，即 Green 应变张量 E 可分为线性

E_L 和非线性 E_N 两部分之和:

$$E = E_L + E_N \tag{4.32}$$

$$E_L = B_{L_0} d^e \tag{4.33}$$

$$E_N = \frac{1}{2} A \cdot G \cdot d^e = \frac{1}{2} B_{L_1} d^e \tag{4.34}$$

式中,矩阵 B_L 是 Green 应变张量的线性部分与单元节点位移之间的转换矩阵, B_{L_0} 是与位移增量无关的线性部分, B_{L_1} 是在增量应变的线性部分中的初位移效应;矩阵 G 是位移梯度矢量与单元节点位移矢量之间的转换矩阵;矩阵 A 与位移 d 有关。

将式(4.33)、式(4.34)两边同时变分可得

$$\delta E_L = B_{L_0} \cdot \delta d^e , \qquad \delta E_N = B_{L_1} \cdot \delta d^e \tag{4.35}$$

Green 应变张量 E 可以表示为

$$\delta E = (B_{L_0} + A \cdot G) \cdot \delta d^e = (B_{L_0} + B_{L_1}) \cdot \delta d^e \tag{4.36}$$

根据能量守恒定理,外力在虚位移上所做的功等于可能应力在虚应变上做的功,通常称此关系为虚功原理。在产生虚位移时,外力能够作用于物体,且在虚位移过程中,外力保持不变。由虚功原理可得出如下的虚功方程:

$$\int_{V_0} (\delta E)^{\mathrm{T}} \cdot S \mathrm{d}V_0 = \delta d^e \int_{V_0} (B_{L_0} + B_{L_1})^{\mathrm{T}} \cdot S \mathrm{d}V_0 = \delta d^e \cdot F^e \tag{4.37}$$

式中, F^e 是作用于单元上的等效节点力。

结合式(4.26)有

$$K^e(d^e) = \int_{V_0} (B_{L_0} + B_{L_1})^{\mathrm{T}} D \left(B_{L_0} + \frac{1}{2} B_{L_1} \right)^{\mathrm{T}} \mathrm{d}V_0 \tag{4.38}$$

式中, K^e 是单元的割线刚度矩阵,是位移 d^e 的函数。可以得到平衡方程:

$$K^e(d^e) \cdot d^e = F^e \tag{4.39}$$

在涉及几何非线性问题的有限元法中,非线性超弹性模型的人体皮下脂肪组织形变往往与其形变历史有关,为了保证求解的精度和稳定性,通常需要采用增量式的求解方法,对于这些问题通常采用离散的载荷增量法,以便于实际的计算。

载荷增量法有两种:一种是以始终不变化的初始构型作为参考构型的表述方法,称为完全的 Lagrange 方法,简记 T.L.法;另一种是现时构型作为参考构型的表述方法,称为修正的 Lagrange 方法,简记 U.L.法。U.L.法中单元分析在整个分析过程中计算量少,占的时间相对较少。如果材料模型是相对于初始构型 Kirchhoff 应力张量定义的,T.L.法比较方便;如果材料模型是相对于现时构型的 Cauchy 应力张量定义的,那么求解方法宜选用 U.L.法。因为本书选用的是与 Green 应变张量共轭的第二类 Piola-Kirchhoff 应力张量参加计算,所以本书将选用 T.L.法进行皮下脂肪组织模型的有限元计算。

首先将加载时间离散化，把全部求解时间分成若干步长：

$$t_0 = 0, t_1, t_2, \cdots, t_n \tag{4.40}$$

随之，外加载荷也分成如下形式：

$$F_0 = 0, F_1, F_2, \cdots, F_n \tag{4.41}$$

t_{k+1} 时刻的 Green 应变张量、第二类 Piola-Kirchhoff 应力张量和位移可用 t_k 时刻的已知量及其增量之和的形式表示，即

$$\boldsymbol{E}^{k+1} = \boldsymbol{E}^k + \Delta \boldsymbol{E}^k \tag{4.42}$$

$$\boldsymbol{S}^{k+1} = \boldsymbol{S}^k + \Delta \boldsymbol{S}^k \tag{4.43}$$

$$\boldsymbol{d}^{k+1} = \boldsymbol{d}^k + \Delta \boldsymbol{d}^k \tag{4.44}$$

载荷增量法当中，有限元方程的未知量是位移的增量，即建立平衡方程的目的是求解 $\Delta \boldsymbol{d}^k$。现将 Green 应变张量的增量形式变成如下形式：

$$\Delta \boldsymbol{E}^k = \Delta \boldsymbol{E}_{L_0}^k + \Delta \boldsymbol{E}_{L_1}^k + \Delta \boldsymbol{E}_N^k \tag{4.45}$$

式中，

$$\Delta \boldsymbol{E}_{L_0}^k = \boldsymbol{B}_{L_0} \cdot (\Delta \boldsymbol{d}^k)^e \tag{4.46}$$

$$\Delta \boldsymbol{E}_{L_1}^k = \boldsymbol{A}^k \cdot \boldsymbol{G} \cdot (\Delta \boldsymbol{d}^k)^e = \boldsymbol{B}_{L_1}^k \cdot (\Delta \boldsymbol{d}^k)^e \tag{4.47}$$

$$\Delta \boldsymbol{E}_N^k = \frac{1}{2} \Delta \boldsymbol{A}^k \cdot \boldsymbol{G} \cdot (\Delta \boldsymbol{d}^k)^e = \frac{1}{2} \boldsymbol{B}_N^k \cdot (\Delta \boldsymbol{d}^k)^e \tag{4.48}$$

为了方便使用虚功原理，将式(4.46)～式(4.48)的等号两端进行变分，然后结合式(4.45)，得

$$\delta(\Delta \boldsymbol{E}^k) = \boldsymbol{B}^k \cdot \delta(\Delta \boldsymbol{d}^k)^e = (\boldsymbol{B}_{L_0} + \boldsymbol{B}_{L_1}^k + \boldsymbol{B}_N^k) \cdot \delta(\Delta \boldsymbol{d}^k)^e \tag{4.49}$$

矩阵 $\boldsymbol{B}_{L_0}$ 是与位移、位移增量无关的线性部分，与线性的应变-位移关系矩阵形式上相同；矩阵 $\boldsymbol{B}_{L_1}^k$ 与之前位移有关，但与位移增量无关，表示在应变增量的线性部分中的初位移效应；矩阵 $\boldsymbol{B}_N^k$ 既与位移有关，又与位移增量有关系。

因此，在有限元模型单元内部的 t_{k+1} 时刻，外力在虚位移上所做的虚功为

$$W = [\delta(\Delta \boldsymbol{d}^k)^e]^{\mathrm{T}} \cdot (\boldsymbol{F}^{k+1})^e \tag{4.50}$$

而单元体内应力在虚应变上的虚应变能为

$$U = \int_{V_0^e} (\delta \boldsymbol{E}^{k+1})^{\mathrm{T}} \boldsymbol{S}^{k+1} \mathrm{d}V_0 = [\delta(\Delta \boldsymbol{d}^k)^e]^{\mathrm{T}} \cdot \int_{V_0^e} (\boldsymbol{B}^k)^{\mathrm{T}} (\boldsymbol{S}^k + \Delta \boldsymbol{S}^k) \mathrm{d}V_0 \tag{4.51}$$

则 t_{k+1} 时刻经组装后的离散系统的平衡方程如下：

$$\psi = U - W = [\delta \cdot (\Delta \boldsymbol{d}^k)^e]^{\mathrm{T}} \cdot \int_{V_0} (\boldsymbol{B}^k)^{\mathrm{T}} (\boldsymbol{S}^k + \Delta \boldsymbol{S}^k) \mathrm{d}V_0 - [\delta(\Delta \boldsymbol{d}^k)^e]^{\mathrm{T}} \cdot \boldsymbol{F}^{k+1} = 0 \tag{4.52}$$

根据 $[\delta(\Delta \boldsymbol{d}^k)^e]^{\mathrm{T}}$ 的任意性，平衡方程如下：

$$\psi = \int_{V_0} (\boldsymbol{B}^k)^{\mathrm{T}} (\boldsymbol{S}^k + \Delta \boldsymbol{S}^k) \mathrm{d}V_0 - \boldsymbol{F}^{k+1} = 0 \tag{4.53}$$

根据式(4.49)中的 $\boldsymbol{B}^k$ 的表达式，将式(4.53)进行变换，得

$$\boldsymbol{F}^{k+1} = \int_{V_0} (\boldsymbol{B}^k)^{\mathrm{T}} \Delta \boldsymbol{S}^k \mathrm{d}V_0 + \int_{V_0} (\boldsymbol{B}_{L_0} + \boldsymbol{B}_{L_1}^k)^{\mathrm{T}} \boldsymbol{S}^k \mathrm{d}V_0 + \int_{V_0} (\boldsymbol{B}_N^k)^{\mathrm{T}} \boldsymbol{S}^k \mathrm{d}V_0 \tag{4.54}$$

将 $(\boldsymbol{B}_N^k)^{\mathrm{T}} \boldsymbol{S}^k$ 进行如下变换：

$$(\boldsymbol{B}_N^k)^{\mathrm{T}} \boldsymbol{S}^k = (\Delta \boldsymbol{A}^k \cdot \boldsymbol{G}) \cdot \boldsymbol{S}^k = \boldsymbol{G}^{\mathrm{T}} \cdot \hat{\boldsymbol{M}}^k \cdot \boldsymbol{G} \cdot \Delta \boldsymbol{d}^k \tag{4.55}$$

式中，

$$\hat{\boldsymbol{M}}^k = \begin{bmatrix} S_{11}^k \boldsymbol{I}_{3\times3} & S_{12}^k \boldsymbol{I}_{3\times3} & S_{13}^k \boldsymbol{I}_{3\times3} \\ S_{12}^k \boldsymbol{I}_{3\times3} & S_{22}^k \boldsymbol{I}_{3\times3} & S_{23}^k \boldsymbol{I}_{3\times3} \\ S_{13}^k \boldsymbol{I}_{3\times3} & S_{23}^k \boldsymbol{I}_{3\times3} & S_{33}^k \boldsymbol{I}_{3\times3} \end{bmatrix} \tag{4.56}$$

$$\boldsymbol{K}_S^k = \int_{V_0} \boldsymbol{G}^{\mathrm{T}} \hat{\boldsymbol{M}}^k \boldsymbol{G} \mathrm{d}V_0 \tag{4.57}$$

$$\boldsymbol{F}_S^k = \int_{V_0} (\boldsymbol{B}_{L_0} + \boldsymbol{B}_{L_1}^k)^{\mathrm{T}} \boldsymbol{S}^k \mathrm{d}V_0 \tag{4.58}$$

式中，$\boldsymbol{F}_S^k$ 代表 t_k 时刻的应力场对应的等效节点力矢量；$\boldsymbol{K}_S^k$ 为初应力矩阵或非线性应变增量刚度矩阵。

为了便于求解非线性方程组(4.54)，现将该式中非线性的应变和位移的增量近似简化成线性关系，即

$$\Delta \boldsymbol{E}^k = (\boldsymbol{B}_{L_0} + \boldsymbol{B}_{L_1}^k + \boldsymbol{B}_N^k) \Delta \boldsymbol{d}^k \approx (\boldsymbol{B}_{L_0} + \boldsymbol{B}_{L_1}^k) \Delta \boldsymbol{d}^k \tag{4.59}$$

$$\Delta \boldsymbol{S}^k \approx \boldsymbol{D}_T^k \cdot \Delta \boldsymbol{E}^k \approx \boldsymbol{D}_T^k (\boldsymbol{B}_{L_0} + \boldsymbol{B}_{L_1}^k) \Delta \boldsymbol{d}^k \tag{4.60}$$

则平衡方程(4.54)可以简化为

$$(\boldsymbol{K}_L^k + \boldsymbol{K}_S^k) \Delta \boldsymbol{d}^k = \boldsymbol{F}^{k+1} - \boldsymbol{F}_S^k \tag{4.61}$$

式中，矩阵 $\boldsymbol{K}_L^k$ 是切线刚度矩阵中与位移增量无关的线性部分，具体如下：

$$\boldsymbol{K}_L^k = \int_{V_0} (\boldsymbol{B}_{L_0} + \boldsymbol{B}_{L_1}^k)^{\mathrm{T}} \boldsymbol{D}_T^k (\boldsymbol{B}_{L_0} + \boldsymbol{B}_{L_1}^k) \mathrm{d}V_0 \tag{4.62}$$

式(4.61)的计算，本书采用修正的 Newton 迭代方法，即在某个时间步长内采用修正的 Newton 迭代法。迭代公式如下：

$$(\boldsymbol{K}_L^k + \boldsymbol{K}_S^k) \Delta \boldsymbol{d}^{k(m)} = \boldsymbol{F}^{k+1} - \boldsymbol{F}_S^{(k+1)(m)} \tag{4.63}$$

式中，m 是迭代步，$m = 0, 1, 2, \cdots$。

$\boldsymbol{F}_S^{(k+1)(m)}$ 和位移增量如下：

$$\boldsymbol{F}_S^{(k+1)(m)} = \int_{V_0} (\boldsymbol{B}_{L_0} + \boldsymbol{B}_{L_1}^{(k+1)(m)})^{\mathrm{T}} \boldsymbol{S}^{(k+1)(m)} \mathrm{d}V_0 \tag{4.64}$$

$$\boldsymbol{d}^{(k+1)(m+1)} = \boldsymbol{d}^{(k+1)(m)} + \Delta \boldsymbol{d}^{k(m)} \tag{4.65}$$

那么，式(4.63)当中每个迭代步就变成求解线性方程组的问题。

　　大形变问题结合材料非线性问题的情况，变形往往与时间有关，即 D_T 是时间的函数，所以每个时间步必须更新 D_T，因此求解必须采用增量形式的解法，在这里仍然采用 T.L.法求解。因为应力增量与应变增量的线性关系只有在无穷小步长才是真实的，在实际计算中为了保证精度，需要采用迭代方法求解。在我们的实现中，为了减少刚度矩阵的更新量，在每个时间步长内采用修正的 Newton 迭代法计算平衡方程。皮下脂肪组织的非线性部分计算流程如图 4.5 所示。

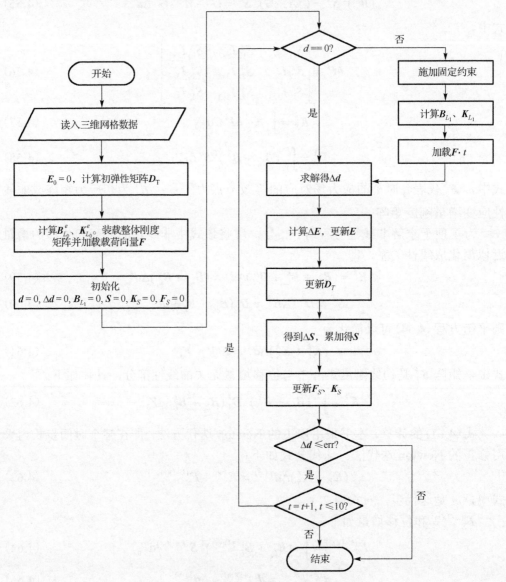

图 4.5　皮下脂肪组织的非线性部分计算流程

4.2　皮下脂肪组织有限元仿真优化

皮下脂肪组织几何模型较为复杂，单元节点数量庞大，并且在仿真过程中受力的作用会产生形变，这些因素会给有限元方法求解带来较大的困难。如何解决大型线性方程组冗杂耗时的解算并提高有限元计算效率，一直是研究重点。本节将线性有限元计算融入非线性有限元计算中，相比于单一的线性模型和超弹性模型，线性与非线性混合模型仿真算法有效地减少了仿真时间。

4.2.1　系统规模的缩减

圣维南原理 (Saint-Venant's principle)[15] 是法国力学家圣维南于 1885 年提出的，是弹性力学中表达力局部效应的原理。根据圣维南原理，分布于弹性体上一小块面积或体积内的载荷所引起的弹性体中的应力，在离载荷作用区稍远的地方，几乎只同载荷的合力和合力矩有关；载荷的分布只影响载荷作用区附近的应力分布，也就是说，在较小范围内的合力和合力矩为零，则在较远的地方应力就几乎为零。

在人体组织中，皮下脂肪组织的体积较大，在这种情况下可以只关注受力附近区域的形变，受力点附近区域以外的区域由于几乎没有形变发生，只需计算受力点附近的单元节点位移，引入圣维南原理能有效地减少求解系统规模，并有效地减少计算时间。如图 4.6 所示，在模拟皮下脂肪组织形变的虚拟手术中，可以把皮下脂肪组织的网格模型划分为三部分：进行形变操作的特定区域——操作区域、完全不动的非操作区域和公共节点。在仿真计算中，对于操作区域和公共节点视为一个求解系统进行求解，进行完全的有限元计算，非操作区域只需进行简单的预处理工作，实际的工作量只是操作区域的非线性有限元相关方程的解算。

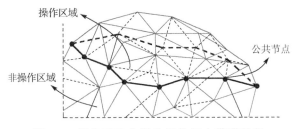

图 4.6　操作区和非操作区的混合模型示意

要想实现兼具物理真实感和大幅削减计算量的有限元仿真，必须选定好合适的操作区域。在实际的皮下脂肪组织仿真过程中，根据圣维南原理，由有经验的医生预先指定操作区域随即排除非操作区域，并在操作区域建立边界条件，缩减整个系统方程的矩阵规模，计算上必然缩减时间，在预处理阶段便为后续计算做好铺垫。

4.2.2　皮下脂肪组织有限元计算方法改进

在加载初期，软组织形变较小，应力-应变关系视为线性的，当载荷继续增加时，应力-应变关系才逐渐趋向于非线性。线性增加的部分，使用线弹性生物力学模型，其切线刚度矩阵为常量矩阵，按线性问题进行有限元计算。因此，从提高计算效率的角度出发，我们把线性计算引入整体有限元计算中。

在小变形条件下，现时构型和初始构型的区别很小，线弹性有限元模型就是在这样的条件下对应变张量 $\mathbf{E}$ 线性简化的。结合式(4.20)得到单元的应变，如式(4.66)所示：

$$\mathbf{E} = \mathbf{L}\mathbf{u}^e = \mathbf{L}\mathbf{N}^e\mathbf{d}^e = \mathbf{L}\begin{bmatrix} \mathbf{N}_i^e & \mathbf{N}_j^e & \mathbf{N}_m^e & \mathbf{N}_p^e \end{bmatrix}\mathbf{d}^e$$
$$= \begin{bmatrix} \mathbf{B}_i^e & \mathbf{B}_j^e & \mathbf{B}_m^e & \mathbf{B}_p^e \end{bmatrix}\mathbf{d}^e = \mathbf{B}^e\mathbf{d}^e \tag{4.66}$$

式中，$\mathbf{L}$ 为微分算子：

$$\mathbf{L} = \begin{bmatrix} \dfrac{\partial}{\partial x} & 0 & 0 & 0 & \dfrac{\partial}{\partial z} & \dfrac{\partial}{\partial y} \\[2mm] 0 & \dfrac{\partial}{\partial y} & 0 & \dfrac{\partial}{\partial z} & 0 & \dfrac{\partial}{\partial x} \\[2mm] 0 & 0 & \dfrac{\partial}{\partial z} & \dfrac{\partial}{\partial y} & \dfrac{\partial}{\partial x} & 0 \end{bmatrix}^{\mathrm{T}} \tag{4.67}$$

将式(4.21)代入式(4.66)得到几何矩阵 $\mathbf{B}$：

$$\mathbf{B}_i^e = \frac{1}{6V^e}\begin{bmatrix} b_i & 0 & 0 & 0 & d_i & c_i \\ 0 & c_i & 0 & d_i & 0 & b_i \\ 0 & 0 & d_i & c_i & b_i & 0 \end{bmatrix}^{\mathrm{T}} \quad (i,j,m,p) \tag{4.68}$$

单元刚度矩阵和单元等效节点载荷有如下表达：

$$\mathbf{K}^e = \int_{V_0} \mathbf{B}^{\mathrm{T}}\mathbf{D}\mathbf{B}\mathrm{d}V_0, \quad \mathbf{P}^e = \int_{V_0}\mathbf{N}^{\mathrm{T}}F^e V_0 \tag{4.69}$$

单元的各矩阵已知，下面定义总体结构刚度矩阵和结构整体节点载荷矩阵：

$$\mathbf{K} = \sum \mathbf{G}^{\mathrm{T}}\mathbf{K}^e\mathbf{G}, \quad \mathbf{P} = \sum \mathbf{G}^{\mathrm{T}}\mathbf{P}^e \tag{4.70}$$

式中，$\mathbf{G}$ 是整体刚度矩阵转换矩阵。

已知皮下脂肪组织线性部分生物力学模型，应力和应变关系与材料特性相关[16]，所以，确定皮下脂肪组织的应力-应变关系矩阵(弹性矩阵)$\mathbf{D}$ 是其线性部分建模效果是否接近真实情况的关键点之一。

参考相关文献[17]中的实验得到臀腿部弹性模量范围为 $7.86\pm2.58\mathrm{kPa}$，取 $E=7.86\mathrm{kPa}$。参考文献[18]，生物组织泊松比数值为 $0.490\sim0.499$，取中间值 $\nu=0.495$

为皮下脂肪组织的泊松比。皮下脂肪组织线性部分中弹性矩阵 $\boldsymbol{D}$ 的确定相对容易，将 E、ν 两个参数代入式 (4.2) 得

$$\boldsymbol{D} = 265.5 \times \begin{bmatrix} 1 & 0.98 & 0.98 & 0 & 0 & 0 \\ 0 & 1 & 0.98 & 0 & 0 & 0 \\ 0 & 0 & 1 & 0 & 0 & 0 \\ 0 & 0 & 0 & 0.01 & 0 & 0 \\ 0 & 0 & 0 & 0 & 0.01 & 0 \\ 0 & 0 & 0 & 0 & 0 & 0.01 \end{bmatrix} \tag{4.71}$$

可以看出弹性矩阵 $\boldsymbol{D}$ 为常数矩阵，表示皮下脂肪组织线性部分应力-应变关系为线性，引入线弹性计算部分对计算精度几乎没有影响，为提高计算的效率做好准备。

当前，线性有限元算法实时性比较好，但是通常不能满足大变形，非线性有限元的局限之处在于求解线性方程组过程中计算量比较大，形变过程难以达到实时性的要求。本书将线性有限元的计算方法引入整个有限元计算中，代替初始形变过程中非线性计算部分。这样就可以在不降低仿真精度的情况下，尽可能地减少仿真时间。这种线性、非线性混合计算方法，结合了线性有限元法和非线性有限元法，突破了两者的局限性。

参考 Mehrabian[19] 通过单轴压缩实验得到的皮下脂肪组织的应力-应变实测数据，如图 4.7 所示，应变在 0～0.15% 时，应力-应变关系曲线近似为线性关系，可以视为线性情况。应变小于 0.15% 的非线性有限元计算部分按照线性有限元问题来处理，直接减少了计算量，并保证了计算结果的精度。

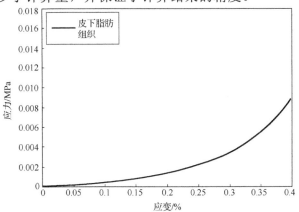

图 4.7　皮下脂肪组织的应力-应变关系

皮下脂肪组织混合计算流程如下：首先设定好迭代次数，施加最小外力载荷 F_L，按式 (4.69)、式 (4.70) 计算载荷矩阵，然后按照线性情况进行多次迭代，线性部分的切线刚度矩阵始终不变，每个时间步根据式 (4.68)～式 (4.70) 更新几何矩阵 $\boldsymbol{B}$ 和刚度矩阵 $\boldsymbol{K}$，由每次迭代的位移根据式 (4.66)～式 (4.68) 可以得到相应

应变 E，记录每次的应变，如果应变的最大值的绝对值小于 0.15%且迭代次数没有超过设定的次数，就继续加载，循环下一次线性部分均匀步长的迭代，直到应变大于 0.15%，便认为皮下脂肪组织进入大应变阶段，按非线性部分进行有限元计算，此时切线刚度矩阵 $\boldsymbol{D}_T$ 是时间的函数，每个时间步更新切线刚度矩阵 $\boldsymbol{D}_T$，非线性方程组采用基于现时构型的增量式 T.L.法求解，最后输出每个迭代步的位移。

在实现过程中为了减少刚度矩阵的更新量，增强迭代计算的稳定性，使每个载荷步过程中切线刚度矩阵保持不变，尝试采用共轭梯度迭代法计算线性方程组系统，通过对得到的计算结果进行观察，发现该算法在精度和效率上达到了良好的平衡。迭代算法流程图如图 4.8 所示。

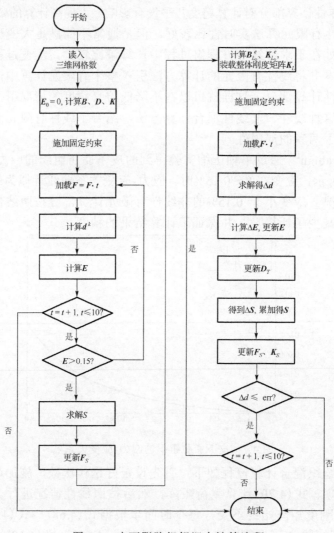

图 4.8　皮下脂肪组织混合计算流程

边界条件是指对给定节点自由度施加的约束条件，即令某点位移为特定的值。因为初始的结构刚度矩阵为奇异矩阵，所以需要引入边界条件来消除奇异性。在本书中采用的是删除行列法。一些节点的自由度已经被限制，不产生位移，那么它们就可以不作为未知数包含到求解中了。它们的影响体现为一个施加到剩余自由度上的力向量。其本身对应的行、列将从总体矩阵中删除。由于大多数现代编程语言的数值计算库都能提供在矩阵中删除行列的操作，所以本书研究的方法显得简单实用。它唯一的不足是增加了后处理的难度，需要设计数据结构储存那些被删去的自由度的取值并将它们融合到后处理中。

4.3　皮下脂肪组织生物力学模型的验证

对皮下脂肪组织形变计算模块的验证包括两个部分：皮下脂肪组织生物力学模型的验证和皮下脂肪组织有限元快速仿真程序的验证。我们自主研发的 C 语言有限元分析程序，可以通过读取模型的单元编号和节点坐标等能够在设定外加载荷、固定约束条件下实现计算形变的功能。而单元编号和节点坐标的信息通过将 DICOM 数据导入 MIMICS 来获取三维几何模型和面网格模型，再将面网格模型导入 Abaqus 中生成体网格模型之后输出、获取。

4.3.1　皮下脂肪组织网格模型建立

本书使用人体 CT 图像来建立皮下脂肪组织网格模型，所用的 CT 图像来源于一位成年男性志愿者，通过螺旋 CT 扫描获得，图像为 DICOM 格式，共计 700张。螺旋 CT 扫描参数如表 4.2 所示。

表 4.2　CT 扫描参数设置

电压/电流	层距	扫描时间	图像大小/像素	像素尺寸
120kV/250mA	1mm	1.5s	512×512	0.781

皮下脂肪组织网格模型的建立主要包含皮下脂肪组织的图像分割、皮下脂肪组织的三维重建、皮下脂肪组织几何模型的网格划分等过程，如图 4.9 所示。

1. 皮下脂肪组织三维几何模型的建立

本书采用 MIMICS 软件来建立人体髋关节周围高约 8cm 的皮下脂肪组织三维几何模型，皮下脂肪组织三维几何模型的建立主要有皮下脂肪组织的图像分割和皮下脂肪组织的三维重建两个步骤。

(1)皮下脂肪组织的图像分割：图像分割就是在图像中分割出目标组织区域的过程。使用阈值分割和区域生长方法分割出每张切片图像中的皮下脂肪组织，并通过手动调整纠正错误的分割区域来提高模型精度。整个图像分割过程在每张图片上建立的蒙版上进行，对于原图像数据不进行修改，如图 4.10 所示。

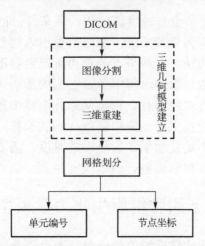

图 4.9　单元编号和节点坐标获取过程

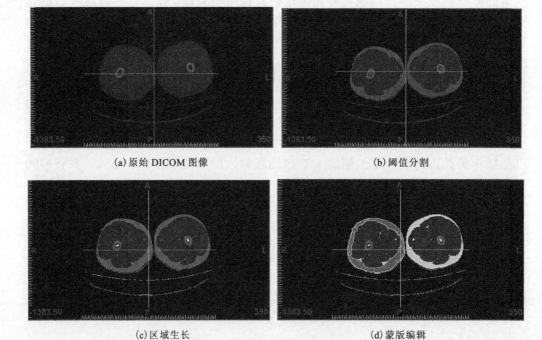

(a) 原始 DICOM 图像　　　　　　　(b) 阈值分割

(c) 区域生长　　　　　　　　　(d) 蒙版编辑

图 4.10　皮下脂肪组织的图像分割

(2) 皮下脂肪组织的三维重建：根据每张图像中分割出的皮下脂肪组织，建立三维几何模型(Calculate 3D)如图 4.11 所示。受图像本身误差和分割过程中产生的误差的影响，模型表面存在较多棱角，这不仅不切实际，而且增加了后续的网格划分步骤的难度。为了避免这些问题，需要在 Geomagic Studio 软件中对生成的几何模型进行平滑处理。平滑处理后皮下脂肪组织几何模型如图 4.12 所示。

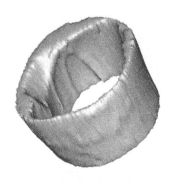 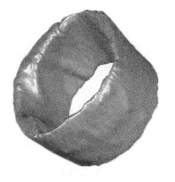

图 4.11　皮下脂肪组织三维几何模型　　　图 4.12　平滑处理后皮下脂肪组织几何模型

2. 皮下脂肪组织几何模型的网格划分

　　上述步骤建立的皮下脂肪组织三维几何模型是壳体模型而不是实体模型，皮下脂肪组织的空间结构和生物力学特性复杂，壳体模型无法完全表达其真实的情况。因此，需要对几何模型进行网格划分，本书选用 Abaqus 软件来对平滑后的几何模型进行网格划分，得到的皮下脂肪组织三维体网格模型如图 4.13 所示。

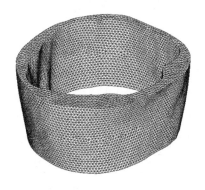

图 4.13　皮下脂肪组织三维体网格模型

4.3.2　生物力学模型的对比验证

　　为了便于将模型的应力-应变关系曲线与已有文献数据进行对比，由于应力-应变关系与材料模型的形状无关，只与材料模型的生物力学模型有关，所以，本书对皮下脂肪组织的三维几何模型进行简化，选取长方体替代皮下脂肪组织的三维几何模型。如图 4.14 所示，简化几何模型的尺寸为 15mm×15mm×10mm 的长方体，其面网格模型如图 4.15 所示。划分体网格后，开始进行外加载荷和边界条件的设定。

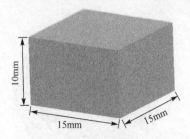

图 4.14　简化几何模型的尺寸

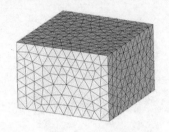

图 4.15　简化几何模型的面网格模型

　　根据上述模型的几何尺寸可计算出在每个载荷步增量中，模型的受力面积为 225mm²。图 4.16 所示为模型在模拟压缩实验分析中的外加载荷和固定约束的示

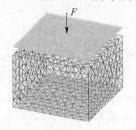

图 4.16　外加载荷及约束示意图

意图。设在其顶端平面上施加方向为垂直向下的均布载荷 F，设定模型的每个载荷增量步长为均匀步长。向顶端平面施加垂直于该表面的初始载荷 $F = 0.01N$，每个迭代步长 $\Delta F = 0.01N$，迭代总次数设为 80 次，施加约束后，所截取的皮下脂肪组织上下两个端面设置为固定约束，使模型整体自由度为 0，即所截取的皮下脂肪组织模型不能发生移动和转动。

　　本书针对简化的三维体网格模型的单元，通过形变计算模块程序提取了部分步长的应力-应变关系，输出的第二类 Piola-Kirchhoff 应力张量 S 与 Green 应变张量 E 之间的关系数据如表 4.3 所示。

表 4.3　皮下脂肪组织的应力-应变数据

应力/MPa	4.00×10^{-4}	9.00×10^{-4}	1.43×10^{-3}	2.57×10^{-3}	5.08×10^{-3}	6.95×10^{-3}	9.98×10^{-3}	1.54×10^{-2}
应变/%	0.05	0.1	0.15	0.2	0.25	0.3	0.35	0.4

　　通过计算出的数据可以得到表示皮下脂肪组织的 Polynomial 模型在压缩条件下的应力-应变曲线，将输出的应力-应变关系数据经过 MATLAB 拟合后与已有文献中的实验数据进行对比，如图 4.17 所示。从图中可看出，计算模块所得曲线与文献中曲线趋势接近。随着应力的增大，应力均表现出应变增大的趋势，这符合超弹性模型的特征，也说明本书采用的生物力学模型和相应参数符合皮下脂肪组织的特征。

　　随着应变值的增大，其斜率逐渐增大，应变的增量减小，这是因为在材料非线性情况下，应变增大时，含有应变分量的切线弹性矩阵 D_T 增大。在相同应力值下，本书所得到的应变值要比对比文献中给出的应变值小，可知本书模拟出的皮下脂肪组织的硬度比对比文献中的大。可能原因如下：首先，本书中的生物力学模型本身具有一定的局限性,不能全部表达皮下脂肪组织的所有生物力学特性;其次, 实验数据在测量过程中可能存在一定的测量误差, 所使用的实验仪器也会存在一定的精度误差, 对所测量的数据产生影响。

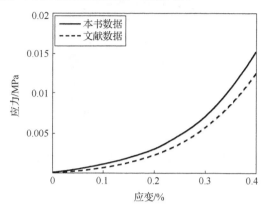

图 4.17　皮下脂肪组织应力-应变关系对比曲线

4.3.3　有限元仿真结果分析

Geomagic Studio 软件中优化的几何模型在体积上、存储空间上、包含的信息量上都比较大,进行网格划分后全部进行形变计算势必会增加计算量和计算时间, 是没有必要的, 为了减少计算量并能达到验证的目的, 有限元仿真只需从髋关节周围皮下脂肪中纵向截取约 1/2 的部分作为几何模型, 此几何模型高 8cm, 进而通过网格划分模块程序对其进行网格划分, 网格尺度选为 3mm。这样, 在不影响精度的情况下, 所需计算处理的节点个数和单元个数都会大大减小, 从而提高计算的时间效率。皮下脂肪组织三维网格模型如图 4.18 所示。

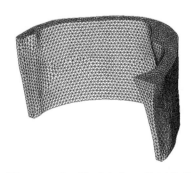

图 4.18　皮下脂肪组织三维网格模型

图 4.19 所示为髋关节周围皮下脂肪组织模型压缩实验中的网格模型的外加载荷与约束示意图, 皮下脂肪组织模型远离髋关节的面也就是外表面最先受到载荷

的部分，施加初始载荷大小为 $F=0.01N$，每个步长 $\Delta F=0.01N$，总共 80 步。上下两端也就是与 Z 轴垂直的面为固定约束部分，使整个模型自由度为 0，包括三个方向的位移和三个方向的旋转。

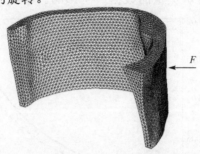

图 4.19　网格模型的外加载荷及约束示意图

经过形变计算模块程序计算，输出的载荷-位移关系数据以 txt 文档的形式保存并输出，具体数据如表 4.4 所示。

表 4.4　脂肪组织压缩的载荷-位移数据

载荷/N	0.1	0.2	0.3	0.4	0.5	0.6	0.7
位移/mm	0.081	0.096	0.156	0.127	0.141	0.147	0.152

由形变计算模块程序运行得到载荷-位移的数据，经过 MATLAB 拟合优化后得到其变化曲线，可以看出混合计算在结果和趋势上都达到了较好的效果，如图 4.20 所示。

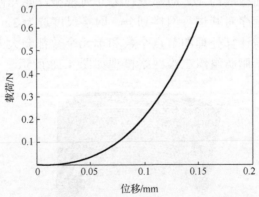

图 4.20　皮下脂肪组织压缩的载荷-位移曲线

为了验证计算结果的精确性，需要计算结果分别与文献和现有程序进行对比。为了方便与文献中的实验结果对比验证，在本形变计算程序与 Abaqus 软件中均选取与文献中形状体积一致的皮下脂肪组织网格模型，即 4.3.2 节中所用网格模型，再次进行有限元计算。

然后通过现有 Abaqus 软件对本网格模型进行静力学仿真。Abaqus 软件是目前世界上解决非线性问题能力最强的商业有限元软件之一，提供各种稳态分析与动态分析功能，可以高效地解决接触、碰撞、冲击等形变问题，其内置的子程序接口灵活，适用范围广泛[20]。

在 Abaqus 软件中使用规格相同的 15mm×15mm×10mm 网格模型，力学模型选择二阶多项式模型，设定 15mm×15mm 的底面全约束，在顶面施加初始大小为 0.01N 的均布载荷，采用迭代解法，均匀步长设为 0.01N，共 80 步，输出 Z 轴上的位移，其受力云图如图 4.21 所示。可得到 Abaqus 软件仿真出的载荷-位移曲线。

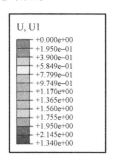
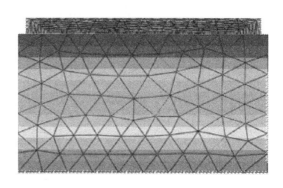

ODB: Job-4.odb Abaqus/Standard 6.01-1   Sat Jan 30 20:28:37 GMT+08: 00 2016

分析步：Step-1
Increment 80: Step Time = 0.8000
主变量：U, U1
变形变量：U 变形缩放系数：+1.000e+00

图 4.21　Abaqus 软件仿真的应力云图

将我们自主研发的程序的结果和 Abaqus 软件得出的数据通过 MATLAB 绘制出皮下脂肪组织的载荷-位移曲线，最后再加入文献[13]中的曲线，三者统一进行对比，如图 4.22 所示。

为了便于与实验数据进行对比，本书中的有限元仿真计算对象应选取与 Samani 生物力学实验中形状体积一致的皮下脂肪组织几何模型。在 Abaqus 仿真软件中，也选取与生物力学实验相同的皮下脂肪组织几何模型，生物力学模型设置为二阶多项式模型，采用迭代法实现仿真计算，迭代步长设置为 0.01N，次数设置为 80 次，得到 Abaqus 软件仿真的载荷-位移结果曲线。为了验证计算结果的精确程度，将混合模型仿真计算结果分别与实验数据和 Abaqus 软件仿真结果进行对比，如图 4.22 所示。从图 4.22 可以看出，三条曲线整体趋势一致，证明本书提出的混合模型能够精确地表达皮下脂肪组织的生物力学特性，甚至比现有仿真软件的计算结果更接近于实验数据曲线。从图 4.22 中还可以看出，在加载初期相同载荷情况下，混合模型仿真计算出的位移值比实验数据对应的位移值小；随着载荷的不断增大，位移的变化量呈现逐渐减小的趋势，Abaqus 软件仿真的结果曲线表现更加明显。表现出这样结果的原因可能是混合模型在加载初期是按照线弹性生物力学模型进行有限元计算的，而 Abaqus 软件始终是按非线性有限元模型进行计算的。仿真结果与实验结果之间的差异可能来自于有误差的实验结果（由于温度、湿度等实验环境的影响，组织内部属性产生细微变化，从而影响实验结果），或者是由仿真模型本身及参数选取不恰当造成的。

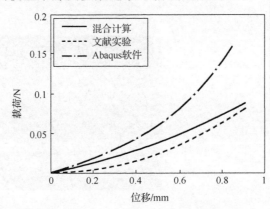

图 4.22　混合计算与 Abaqus 软件、文献的载荷-位移曲线对比

为了进一步分析基于线弹性和超弹性模型的皮下脂肪组织在仿真时间方面的表现，使用多因素分析法，多因素分别设置为网格尺度、迭代步长、初始载荷，记录不同的参数条件下，线弹性模型、超弹性模型、线弹性和超弹性混合模型的仿真时间。网格尺度的取值分别为 0.5、1、1.5、2，迭代步长取值分别为 0.01、0.05、0.1、0.2，初始载荷取值分别为 0、0.5、1、1.5。不同模型的仿真时间如表 4.5～表 4.8 所示。

表 4.5　不同模型的仿真时间(初始载荷 0N)　　　　(单位：s)

网格尺度/mm	迭代步长	线性模型	超弹性模型	混合模型
0.5	0.01	3852	—	—
	0.05	1429	—	—
	0.1	975	—	—
	0.2	303	—	—

续表

网格尺度/mm	迭代步长	线性模型	超弹性模型	混合模型
	0.01	381	366940	366895
	0.05	195	8139	8098
1	0.1	102	3704	3655
	0.2	60	785	764
	0.01	92	76546	76523
	0.05	59	1569	1552
1.5	0.1	26	779	749
	0.2	10	136	117
	0.01	24	820	809
	0.05	17	214	203
2	0.1	9	138	124
	0.2	1	42	30

表 4.6　不同模型的仿真时间(初始载荷 0.5N)　　　（单位：s）

网格尺度/mm	迭代步长	线性模型	超弹性模型	混合模型
	0.01	3369	—	—
	0.05	1230	—	—
0.5	0.1	650	—	—
	0.2	264	—	—
	0.01	321	292342	291807
	0.05	169	7526	7483
1	0.1	82	3586	3540
	0.2	45	593	579
	0.01	71	41268	41245
	0.05	42	1025	1002
1.5	0.1	18	447	426
	0.2	9	110	98
	0.01	16	798	779
	0.05	10	190	169
2	0.1	5	115	102
	0.2	1	32	19

表 4.7　不同模型的仿真时间(初始载荷 1N)　　　（单位：s）

网格尺度/mm	迭代步长	线性模型	超弹性模型	混合模型
	0.01	2957	—	—
	0.05	1034	—	—
0.5	0.1	563	—	—
	0.2	196	—	—

网格尺度/mm	迭代步长	线性模型	超弹性模型	混合模型
1	0.01	282	120352	110289
	0.05	115	2858	2830
	0.1	65	1254	1240
	0.2	38	238	225
1.5	0.01	62	16200	16152
	0.05	27	330	306
	0.1	13	173	161
	0.2	6	47	37
2	0.01	9	208	187
	0.05	3	69	52
	0.1	1	45	37
	0.2	1	21	10

表 4.8　不同模型的仿真时间（初始载荷 1.5N）　　　　（单位：s）

网格尺度/mm	迭代步长	线性模型	超弹性模型	混合模型
0.5	0.01	2308	—	—
	0.05	660	—	—
	0.1	295	—	—
	0.2	98	—	—
1	0.01	174	25100	25046
	0.05	51	522	482
	0.1	28	193	165
	0.2	15	96	74
1.5	0.01	30	5830	5801
	0.05	12	114	107
	0.1	5	—	82
	0.2	1	—	26
2	0.01	2	—	—
	0.05	2	—	—
	0.1	1	—	—
	0.2	1	—	—

通过表格中的数据可以得出：线弹性和超弹性混合模型在计算时间上的稳定性和速度优势。其中，在网格尺度为 0.5mm 的情况下，或者初始载荷为 1.5N、网格尺度为 0.5 和 2 的情况下，混合有限元计算结果不收敛，产生的原因有两种可能性：一种可能性是由于网格划分过于精细，迭代超出了规定的误差范围，或者初始载荷设定不是很合适，在某些情况下会产生各个参数不完全匹配的不稳定因素，影响最终的计算结果；另一种可能性是在非线性问题中，迭代计算的误差

累积不可避免，迭代解法对误差比较敏感，影响整个有限元程序的计算结果。从表 4.5～表 4.8 可以看出无论初始载荷和迭代步长如何改变，网格尺度选用 1mm 或者 1.5mm 时计算结果都能稳定收敛。

本书首先用 MIMICS 及 Geomagic Studio 软件建立皮下脂肪组织的三维几何模型，在 Abaqus 软件中进行处理后，经过网格划分模块划分体网格，输出单元信息和节点坐标数据。然后将两个文本文件导入 Visual Studio 环境下的有限元形变计算程序，通过模拟皮下脂肪组织拉伸与压缩实验获取的应力-应变曲线与已有文献的对比，对表示人体皮下脂肪组织的二阶多项式模型进行验证，通过模拟髋关节周围皮下脂肪组织的网格模型并进行形变计算，得到载荷-位移曲线，验证了有限元仿真程序的准确性；通过修改相关初始参数，验证了改进的混合算法的时间效率。

4.4　本　章　小　结

本章针对皮下脂肪组织的建模问题，提出将整个仿真过程分为加载前期和加载后期两个阶段，并分别利用线弹性模型和超弹性模型仿真这两个阶段，通过混合模型仿真结果和实验结果的对比分析，验证了混合仿真模型的精确性；通过不同生物力学模型的皮下脂肪组织仿真时间的对比分析，验证了基于线弹性和超弹性模型的皮下脂肪组织仿真程序在计算速度上的优势。整个仿真程序是在 Visual Studio 环境下实现的，无论线性计算单元还是非线性计算单元都是以模块的形式设计的，将来能够很方便地实现更优化的生物力学模型或者计算流程的替换。

参　考　文　献

[1] 吴江生.皮下组织的结构和功能.生物学通报,1988,7(1):13-15.

[2] 张宇红,王欣.人体就座时臀-腿部软组织应力分布的研究.西安交通大学学报,1988,42(5):549-572.

[3] Wang M N, Liang J N, Mao Z Y. Biomechanical modeling and simulation of subcutaneous adipose tissue based on linear elastic and hyperelastic model. Journal of Mechanics in Medicine and Biology, 2018,18(5):1831001-1-15.

[4] Mattei P, Zahouani H. Study of adhesion strengths and mechanical properties of human skin in vivo. Journal of Adhesion Science and Technology, 2004, 9(18):1739-1758.

[5] Tran H V, Charleux F, Rachik M, et al. In vivo characterization of the mechanical properties of human skin and passive muscle. Journal of Biomechanics, 2008, 41(7):29-35.

[6]　Wu L J. Nonlinear finite element analysis for musculoskeletal biomechanics of medial and lateral plantar longitudinal arch of virtual chinese human after plantar ligamentous structure failures. Clinical Biomechanics, 2007, 22(2):221-229.

[7]　Amit G, Michal M R. In vivo biomechanical behavior of the human heel pad during the stance phase of gait. Journal of Biomechanics, 2001, 34(5):1661-1665.

[8]　Chand S, Sahay K B. Nonlinear visco-hyperelastic constitutive relation for brain tissue with parametric sensitivity stud. The 14th International Conference on BioMedical Engineering and Informatics, 1995: 391-392.

[9]　邹海天. 人体前臂软组织活体力学性质研究. 哈尔滨: 哈尔滨工业大学, 2008.

[10]　李冬华. 材料力学. 哈尔滨: 哈尔滨工程大学出版社, 2011: 89-100.

[11]　何蕴增, 杨丽红. 非线性固体力学及其有限元法. 哈尔滨: 哈尔滨工程大学出版社, 2007: 15-30.

[12]　凌道盛, 徐兴. 非线性有限元及程序. 杭州：浙江大学出版社, 2004: 157-161.

[13]　Samani A, Plewes D. A method to measure the hyperelastic parameters of ex vivo breast tissue samples. Physics in Medicine and Biology, 2004, 4(29):4395-4405.

[14]　殷有泉. 非线性有限元基础. 北京: 北京大学出版社, 2007: 128-154.

[15]　徐芝纶. 弹性力学. 北京: 人民教育出版社, 1982: 78-85.

[16]　李晓波. 人体软组织模型中参数的测量及其在虚拟手术中的应用. 上海: 上海交通大学, 2008.

[17]　黄炎. 剪切波定量弹性成像在乳腺组织的临床应用研究. 上海: 军医进修学院解放军总医院, 2012.

[18]　吴哲, 韩峰. 乳腺超声弹性成像技术的原理及应用. 中华医学超声杂志, 2013, 10(12): 69-75.

[19]　Mehrabian H. A constrained reconstruction technique of hyperelasticity parameters for breast cancer assessment. Physics in Medicine and Biology, 2010, 6(55):7489-7508.

[20]　庄茁. ABAQUS 非线性有限元分析与实例. 北京: 科学出版社, 2005: 32-40.

第5章　基于纤维含量的关节软骨
有限元建模及损伤修复分析

关节软骨是一层非常薄的光滑半透明状结缔组织，主要作用是承担关节面间产生的生理载荷及摩擦润滑作用，一旦发生损伤便很难自我愈合，从而诱发骨关节炎，现代社会中，由关节软骨损伤所导致的骨关节炎发病概率越来越高。运用有限元方法研究软骨的力学性能和结构之间的关系，对骨关节炎的预防以及组织工程修复后的软骨力学状态有着指导性意义。

5.1　软骨的生理结构及建模基础理论

5.1.1　关节软骨的结构

在人体中，骨与骨之间连接的地方称为关节，关节可以分为软骨关节、纤维关节和滑动关节三个部分，其中滑动关节在生活中运动幅度最大，因此当其损伤时也会对运动产生最大的影响。在滑动关节的骨端上覆盖着厚度为 1～5mm 的白色结缔组织，这层结缔组织，也称为关节软骨，其最主要的功能是吸收和分配载荷以及减少关节表面间的摩擦阻力。

关节软骨的力学性能与其组成结构直接相关，关节软骨是一种由固态相和液态相组成的两相材料物质，其液态相成分主要为水、无机盐、液体中的蛋白质和离子，其内部液体占软骨组织整体体积分数的 65%～80%。

固体成分中最能体现生物力学性能的部分为软骨细胞外基质(extracellular matrix, ECM)中的胶原纤维和蛋白聚糖(proteoglycan, PG)，胶原纤维占总体组织干重的 70%。Mow 等提出软骨组织的 4 层结构(图 5.1 所示)，分别为软骨的浅表层，占组织总厚度的 10%～20%，位于中间部分总厚度的 40%～60%为软骨中间层，底部总厚度的 30%为软骨的深层，胶原浓度在浅表层和深层最高[1]，胶原纤维除了随软骨组织深度不同其胶原含量也随之不同外，胶原纤维的方向也随着深度而变化，其在深层区与软骨下骨垂直，在中间层，胶原纤维分布方式呈不规则排列，在软骨的表面附近平行于软骨表面，软骨在浅表层区的力学性能很强，该层的抵抗拉伸、抵抗压缩的能力均强于中间层和深层[2]，在深层的垂直纤维束穿透上方潮线部分直至下方钙化层，钙化层为透明软骨与下方骨质交界的钙化硬质薄层，潮线是钙化层与深层之间的交界面，这种沿软骨层次变化的纤维排列使软骨具有各向异性。

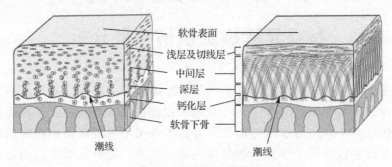

图 5.1　软骨的内部结构

软骨细胞存在于关节软骨组织陷窝内，是在软骨中唯一存在的细胞类型，含量仅占软骨体积的 2%～5%，软骨细胞在软骨内分布稀疏，在软骨表面附近，软骨细胞呈细长椭圆形，体积小，当深度增加时，软骨细胞逐渐变为圆形，它们负责胶原纤维和蛋白聚糖的合成，但对软骨的力学行为的影响可以忽略不计[3,4]。

5.1.2　关节软骨的力学特性

关节软骨为一种具有非均匀性、黏弹性、不可压缩性、各向异性并且可渗透的物质，其力学性能独特。就如其他黏弹性材料一样，黏弹性主要体现在蠕变和应力松弛上，在施加载荷更快的条件下，关节软骨会表现更高的硬度，流体相在平衡状态时不支撑外部载荷，所以在流体停止向外排出时，所受载荷都被传递到固体相部分，其由黏弹性体现出的蠕变性可以有效阻止由于液相过度渗出造成的大量变形、长时间低应变载荷下的应力松弛可以减缓应力衰减，使软骨表面不容易产生较高的应力集中，这些性质最终形成材料的时间依赖性特性。

除了关节软骨的时间依赖性这一特性外，非线性拉伸-压缩行为是另一种软骨材料特征[5]，胶原纤维网络与蛋白聚糖产生的组织肿胀行为之间相互作用下的固相来负责非线性拉伸-压缩行为，当施加压缩载荷时，首先胶原纤维中所维持软骨形状的残余张力降低，所增加的压缩载荷将会被碰撞压力平衡，这意味着纤维将不再处于张紧状态，当增加的压缩载荷到达这一水平阶段时，胶原纤维会变成弯曲状态并且不能够承受载荷，只有蛋白多糖和液体渗透压才能够平衡后续的压缩载荷[6]。

5.1.3　软骨的损伤机制及治疗修复策略

1. 关节软骨的损伤机制

关节软骨的作用是使软骨表面润滑以减少表面磨损，以及分担缓冲载荷的作用，其可以承受人体自身重量数倍的作用力，Garcia 等在撞击条件下分析关节软骨各向同性模型后得出，软骨下骨与软骨截面存在着高剪切应力[7]。

国际软骨修复协会(International Cartilage Repair Society, ICRS)根据修复反应与软骨损伤状态的不同，把软骨损伤分为五个等级：0 级为未受损；1 级为软骨基本形状正常，浅表面轻微受损；2 级为软骨中度异常，此时缺损或裂缝已经向下延伸，但裂缝长度不超过软骨厚度的 1/2；3 级为严重异常，缺损或者裂缝长度已超过软骨厚度的 1/2，但损坏程度没有达到软骨下骨；4 级是极为异常，缺损或裂纹贯穿整个软骨，直到软骨下骨。具体如图 5.2 所示。

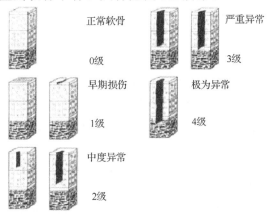

图 5.2　软骨损伤等级分布图

2. 关节软骨损伤修复策略

当前对于修复软骨的策略呈多样化，国内外在修复软骨损伤上主要从以下几个方向研究治疗，分别为关节镜清创术、软骨移植，自体细胞移植以及植入组织工程化软骨和凝胶类软骨修复材料[8,9]。

关节镜清创术主要通过在关节镜下清洗损伤的软骨来除去关节腔内的软骨碎片，从而减轻患者的疼痛，这种治疗方法在早期的临床治疗中具有显著的治疗效果，但这种治疗方法只是去除内部碎片以及清洗，并不能修复软骨中造成的损伤。

软骨细胞移植分为异体软骨细胞与自体软骨细胞两类移植方法，其主要通过在关节镜下获取软骨组织细胞，在体外进行软骨组织细胞培养后，把培养得到的软骨增殖细胞通过注射的方式植入软骨缺损区域，利用生物蛋白凝胶固定和骨膜瓣覆盖，完成软骨的修复。如图 5.3 所示。

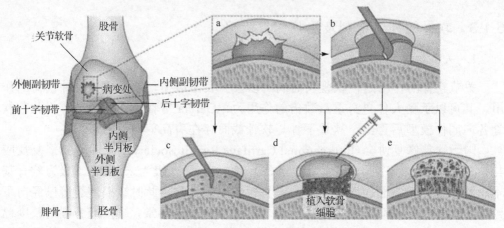

图 5.3　软骨细胞移植方法

5.1.4　软骨建模基础理论

1. 多孔介质理论

多孔介质理论最初是用来在饱和土固结中应用的一种数学模型，该理论在土体沉降方面做出了巨大的贡献，到如今也一直广泛地运用在分析土体的研究中[10]，Mow 等首次在关节软骨建模中利用多孔介质理论来建立了两相模型，自此之后，多孔介质理论被广泛地应用在软骨模型之中。

多孔介质在理论中被考虑为由均质化固体和空间内部孔隙所组成的一种介质材料，肌肉、软骨、皮肤等生物组织材料中的孔隙非常小，需要利用显微镜等辅助设备才能看到内部存在的微小孔隙，由于软骨中固相和液相的材料特性并不相同，并且固液两相相对速度存在着一定的差异，所以在运动和拟静态环境中，成分之间也存在着相互作用所带来的影响。因此现代连续介质力学是以混合物理论为基础来发展的。

体积分数定义为在混合物中的某一组分和整个混合物总体积的比值。各个组成成分均可以用所占的体积分数这一概念来描述内部的物理量分布。

假设多孔介质混合物的总体积是 V，占据的空间区域是 B，多孔介质材料由 k 个成分所组成，这 k 个成分所占的体积称为部分体积 V_α，其中 $\alpha = 1, 2, \cdots, k$，在某一时刻 t，任意一个内部空间点 x 在同一时刻被 k 个成分的物质点 X_α 所占据。物体内部的体积分数假设为

$$\phi_\alpha = \phi_\alpha(x, t) \tag{5.1}$$

式中，x 为内部空间点的物质矢量。在整个空间域 B 中，各个物质的部分体积公式为

$$V_\alpha = \int_B \phi_\alpha \mathrm{d}V \tag{5.2}$$

式中，$\mathrm{d}V$ 为每一个体积的真实单元，某一成分 α 的体积单元可以表示为

$$\mathrm{d}V_\alpha = \phi_\alpha \mathrm{d}V \tag{5.3}$$

所以总的体积可以写成：

$$V = \int_B \mathrm{d}V = \sum_{\alpha=1}^k V_\alpha = \int_B \sum_{\alpha=1}^k \mathrm{d}V_\alpha = \int_B \sum_{\alpha=1}^k \phi_\alpha \mathrm{d}V \tag{5.4}$$

当处于饱和条件下时，内部的体积分数满足下式：

$$\sum_{\alpha=1}^k \phi_\alpha = 1 \tag{5.5}$$

2. 混合物理论

混合物理论是以连续介质力学理论为基础，该理论认为存在于混合物中的各个成分之间均保持着相互独立、互不影响的运动状态，在整个内部空间中均被每一种物质所占满，利用混合物理论来建立多孔介质控制方程时，需要对每一个组成成分分别建立物质的平衡方程，还需考虑不同组成成分之间的动量、质量等守恒关系。

1）质量守恒定律

质量为反应物体惯性作用的物理量，将初始时间 t_0 作为参考时刻，t 时对于体积为 V 的物体的总质量为

$$M = \int_V \rho(x,t)\mathrm{d}v \tag{5.6}$$

式中，$\rho(x,t)$ 为当位置为 x、时间为 t 时的物质的质量密度。

由质量守恒定律可知，物体在任何体积为 V 的任意时刻，总的质量不会发生变化，即总物体质量与时间的导数为零。

$$\frac{\mathrm{d}M}{\mathrm{d}t} = 0 \tag{5.7}$$

把式（5.6）、式（5.7）联立，可以得出

$$\frac{\mathrm{d}}{\mathrm{d}t} \int_V \rho(x,t)\mathrm{d}v = \int_V \left[\frac{\partial \rho}{\partial t} + \nabla \cdot (\rho v) \right] \mathrm{d}v = 0 \tag{5.8}$$

因为式（5.8）在任何体积的情况下均成立，所以被积函数的值为零，可以得出

$$\frac{\partial \rho}{\partial t} + \nabla \cdot (\rho v) = 0 \tag{5.9}$$

即

$$\frac{\partial \rho}{\partial t} + \rho \nabla \cdot v = 0 \tag{5.10}$$

式(5.10)为在空间描述法下的微分形式的连续性方程，即质量守恒定律。

因为软骨的不可压缩性质，可以得出软骨的形变过程中内部的密度不发生变化，所以

$$\frac{d\rho}{dt} = 0 \tag{5.11}$$

根据式(5.10)、式(5.11)可以进一步化简，得出

$$\rho \nabla \cdot v = 0 \tag{5.12}$$

根据式(5.12)可以得出，由于软骨内部的不可压缩性，受载荷时速度场的散度值等于0。

2) 动量守恒定律

动量守恒定律满足物体总动量随时间的变化率与作用在该物体上的所有外力的合力的值相等，公式为

$$\frac{d}{dt}\int_V \rho v dv = F_{\text{total}} \tag{5.13}$$

式中，v 为物质内任意一点的速度；F_{total} 为物体所受外力的合力。在多数情况下合力包括面力 t_n 和体力 f。从初始时刻为 t_0 到当前所处时刻 t，在整个时间历程的任何构型下，物质的体积从 V 变成 v，当物质处于任意质点时，内部体积元的动量为 $\rho v dv$，所以物质在当前时刻 t 的总动量值为 $\int_V \rho v dv$。

$$\frac{d}{dt}\int_V \rho v dv = \int_v \rho f dv + \oint_s t_n da \tag{5.14}$$

根据物质的体积积分的导数公式和质量守恒方程(5.10)，可以得出

$$\frac{d}{dt}\int_V \rho v dv = \int_v \rho a dv \tag{5.15}$$

对于局部形式下的动量守恒方程，由高斯定理可以得出

$$\oint_s t_n da = \int_v \nabla \cdot t dv \tag{5.16}$$

把式(5.14)及式(5.15)代入式(5.13)中，可以得出

$$\int_v [\nabla \cdot \boldsymbol{t} + \rho(\boldsymbol{f} - \boldsymbol{a})]\mathrm{d}v = 0 \tag{5.17}$$

当在任意部分体积式(5.17)均成立的条件下，任意位置被积分函数的值均得零，从而可以得出在空间描述法下的动量守恒方程微分形式为

$$\nabla \cdot \boldsymbol{t} + \rho(\boldsymbol{f} - \boldsymbol{a}) = 0 \tag{5.18}$$

5.2　基于纤维含量的关节软骨有限元模型的建立及验证

5.2.1　软骨两相纤维增强弹簧模型

关节软骨的结构和成分使其表现出深度不均匀性和软骨内的各向异性，特别是软骨内部密布的胶原纤维网络加强了软骨表面切向区的抗拉特性以及表面的润滑功能，本书中所建立的纤维增强切线层模型是以两相模型为基础的，软骨两相模型所使用的本构关系为

$$\boldsymbol{\sigma}^\mathrm{s} = -\phi_\mathrm{s} p\boldsymbol{I} + \boldsymbol{\sigma}^\mathrm{E} \tag{5.19}$$

$$\boldsymbol{\sigma}^\mathrm{f} = -\phi_\mathrm{f} p\boldsymbol{I} \tag{5.20}$$

$$\boldsymbol{\sigma}^\mathrm{t} = \boldsymbol{\sigma}^\mathrm{s} + \boldsymbol{\sigma}^\mathrm{f} = -p\boldsymbol{I} + \boldsymbol{Ce} \tag{5.21}$$

式中，$\boldsymbol{\sigma}^\mathrm{s}$ 为固相应力张量；$\boldsymbol{\sigma}^\mathrm{E}$ 为有效应力张量；$\boldsymbol{\sigma}^\mathrm{f}$ 为液相应力张量；p 为液体压力，ϕ_s 为固相在总体之中的体积分数；ϕ_f 为液态相体积分数；$\boldsymbol{I}$ 为单位张量；$\boldsymbol{\sigma}^\mathrm{t}$ 为总体应力张量；$\boldsymbol{e}$ 为单位向量；$\boldsymbol{C}$ 为固体基质不包含纤维部分的弹性矩阵，该弹性矩阵的取值根据固相所采用的力学模型而定，如果模型采用线弹性模型，则此弹性矩阵的变量由弹性模量 E 与泊松比两者组成。根据式(5.5)，体积分数的关系可以写成：

$$\phi_\mathrm{s} + \phi_\mathrm{f} = 1 \tag{5.22}$$

两相模型中软骨的固相及液相分别遵循完全不同的物理场方程。在准静态分析条件下，固相基质遵循纳维应力平衡方程，平衡方程为式(5.12)。

液相被认为是不可压缩的理想流体，在模型中用 Darcy 定律来描述这一性质，即模型通过一定的截面厚度时，在多孔介质中通过截面面积的流量与多孔介质两端的压力差之间的关系。

$$Q = VA = -kA\frac{\Delta p}{\Delta L} \tag{5.23}$$

$$V = -k\nabla p \tag{5.24}$$

式中，L 为截面厚度；A 为截面的面积；Q 为通过的液相流量；p 为截面两端压力差；V 为介质中液相间隙液的流速；k 为软骨的渗透率。将上述两方程联立代入，可以得出软骨中固相及液相部分在不可压缩的条件下，软骨体积任意时刻的减少量与间隙液排出量是相等的。

$$\frac{\partial \varepsilon_v}{\partial t} = \nabla V = -k\nabla^2 p \tag{5.25}$$

式中，ε_v 是软骨的体积应变。其中，式(5.12)及式(5.25)共同组成了软骨两相模型的控制场方程，这组方程组在 Abaqus 软件中被称为 Biot 方程组，属于地球科学中的多孔弹性模型,这组方程组起源于描述土壤这种多孔介质物质的力学行为，软骨跟土壤都为多孔物体并且在孔隙中充满了介质流体，两者的力学行为相近。

两相纤维增强模型认为软骨固体基质为复合材料，在两相模型的固态基质中添加胶原纤维，把固态相部分细分为去除纤维的固态基质和胶原纤维两个部分，拆分后的本构关系如下：

$$\sigma^t = \sigma_{\text{matrix}} + \sigma_f - p\boldsymbol{I} \tag{5.26}$$

式中，σ_f 为纤维中的拉应力张量；σ_{matrix} 为固相基质应力，且 $\sigma_{\text{matrix}} = Ce$，固态基质不包含胶原纤维部分的弹性矩阵 C 的矩阵形式如下：

$$C = \frac{E}{(1+\upsilon)(1-2\upsilon)}\begin{bmatrix} 1-\upsilon & \upsilon & \upsilon & 0 & 0 & 0 \\ 0 & 1-\upsilon & \upsilon & 0 & 0 & 0 \\ 0 & 0 & 1-\upsilon & 0 & 0 & 0 \\ 0 & 0 & 0 & \dfrac{1-2\upsilon}{2} & 0 & 0 \\ 0 & 0 & 0 & 0 & \dfrac{1-2\upsilon}{2} & 0 \\ 0 & 0 & 0 & 0 & 0 & \dfrac{1-2\upsilon}{2} \end{bmatrix} \tag{5.27}$$

式中，E 为弹性模量；υ 为泊松比。胶原纤维的弹性模量是非线性的，纤维在模型中只承受拉力，不能够承受压力，当软骨受到压缩时，胶原纤维对其内部侧向拉伸起着十分重要的力学作用，胶原纤维的弹性模量为

$$\sigma_f = (E_0 + E_\varepsilon \varepsilon_f)\varepsilon_f \tag{5.28}$$

式中，E_0 为纤维初始弹性模量；E_ε 为当纤维拉伸时所产生的弹性模量；ε_f 为纤维拉伸时所产生的拉伸应变。

在 Abaqus 软件中胶原纤维是用弹簧来表示的,需要把纤维的弹性模量转化成

弹簧的总体刚度来设定参数，所以要对此进行一定的转换推导，把关节软骨看成半径为 R、厚度为 h 的物体，胶原纤维在内部沿着径向 (r)、周向 (θ) 均匀分布，当载荷作用在软骨上时，软骨内部处于不同位置的周向应力 σ_θ 与径向应力 σ_r 的大小相等，公式为

$$\sigma_r = \sigma_\theta \tag{5.29}$$

软骨的径向应力 σ_r 也可以写成：

$$\sigma_r = E_\varepsilon(\varepsilon_r) \times \varepsilon_r \tag{5.30}$$

式中，ε_r 为软骨内部某一点的径向应变；$E_\varepsilon(\varepsilon_r)$ 为软骨内某点的径向弹性模量。分别对式 (5.29) 和式 (5.30) 积分，可以得出软骨在受载荷后的应变能公式：

$$U_{\text{fibril}} = \int_v \left(\int_{\varepsilon_r} \sigma_r \mathrm{d}\varepsilon_r + \int_{\varepsilon_\theta} \sigma_\theta \mathrm{d}\varepsilon_\theta \right) \mathrm{d}V = 2\pi R^2 h \int_{\varepsilon_r} E_f \varepsilon_r \mathrm{d}\varepsilon_r \tag{5.31}$$

式中，ε_θ 为软骨某一点的周向应变。在软骨中胶原纤维被离散成弹簧系统，因为弹簧在模型内具有相同的长度，并且都承受着相同的载荷，所以内部弹簧的系统应变能为

$$U_{\text{spring}} = \int_\delta K \delta \mathrm{d}\delta \tag{5.32}$$

式中，U_{spring} 为弹簧的应变能；δ 为单个弹簧受载后长度变形量；K 为软骨弹簧的总刚度。当处于小变形状态时，可以近似为

$$\varepsilon_r = \frac{\delta}{R} \tag{5.33}$$

把式 (5.33) 代入式 (5.31) 中，可以得出

$$U_{\text{spring}} = 2\pi h \int_\delta E_f \delta \mathrm{d}\delta \tag{5.34}$$

通过能量守恒定律，纤维的应变能等效于弹簧的应变能，可以得出

$$U_{\text{spring}} = U_{\text{fibril}} \tag{5.35}$$

把式 (5.32) 式 (5.34) 代入式 (5.35) 中，对等式进行化简，可得出软骨中的弹簧等效刚度公式为

$$K = 2\pi h E_f \tag{5.36}$$

通过式 (5.36) 的关系，可以通过在 Abaqus 软件中添加 SpringA 两点连接弹簧，通过 Write input 所生成的 inp 文件中把线性弹簧手动修改添加成非线性，从而把非线性弹簧参数定义到模型中。

5.2.2 关节软骨有限元模型的构建

1. 关节软骨几何模型的建立

本书运用 Abaqus6.14-1 建立考虑切线层区不同力学特性的纤维增强模型，在本模型中，考虑软骨固相和液相结构、软骨的黏弹性、不同层区的纤维作用、浅表层切线层区软骨的主要纤维和次级纤维分布、渗透率以及孔隙比的变化，更准确真实地反映出关节软骨内部的生理结构，本书根据股骨的结构厚度尺寸，建立厚度为 1.5mm，长为 10mm 的软骨几何模型，模型采用二维可变形壳单元，如图 5.4 所示。

图 5.4　软骨几何模型的分层划分

2. 关节软骨的网格划分

单元类型为四边形双线性孔隙单元 CPE4RP，软骨沿厚度方向分为 11 层，其中软骨最上层 0.05mm 处设为软骨的浅表层切线层区，0.035mm 为浅表层，50%为中间层，最下方 30%为深层，考虑到软骨发生变形时其表层及切线层区变形最大，深层最小，中间层介于两者之间，因此把表层和切线层区的每一层区继续细化成 4 份，中间层细化成 2 份，深层不变，并在其中考虑次级纤维与主要纤维的含量对力学特性的影响，如图 5.5 所示。

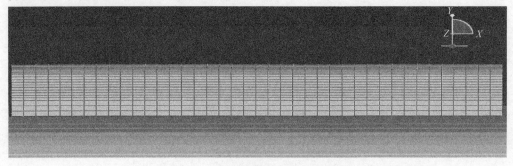

图 5.5　软骨网格划分后的模型图

5.2.3 纤维增强弹簧模型的改进

1. 非纤维部分基质的材料属性选取

弹性模量参数在力学性能中起着十分重要的作用，值的大小体现了材料抵抗变形能力的强弱，弹性模量值越大，材料发生弹性变形时所需的应力越大，大量学者通过实验得出软骨的弹性模量是随其所在深度变化的结论，其弹性模量的变化和其依赖深度变化而成分含量不同的胶原纤维、蛋白多糖等有关。泊松比为材料变形时，横向应变与轴向应变绝对值之比是表示材料变形时的弹性常数，同样是表示软骨性能的参数之一，Li 等根据软骨的弹性模量和泊松比的这种依赖深度变化而变化的特性，把软骨分割成多层[10]，通过一定数量各向同性材料的层区组合成模型的整体各向异性，本书根据 Li 等提出的理论及数据，把软骨模型分为11 层，其中第一层为切线层，第二、第三层为浅层，第四~第八层为中间层，第九~第十一层为深层，每一层区赋予不同的弹性模量及泊松比，如表 5.1 所示，非纤维基质部分材料参数的设定如图 5.6 所示。

表 5.1 软骨各个层区的不同弹性模量及泊松比

软骨层	层区数	层区厚度/mm	弹性模量/MPa	泊松比
切线层	第一层	0.05	0.24	0.12
浅层	第二层	0.125	0.25	0.13
	第三层	0.125	0.28	0.15
中间层	第四层	0.15	0.33	0.17
	第五层	0.15	0.37	0.19
	第六层	0.15	0.40	0.21
	第七层	0.15	0.44	0.22
	第八层	0.15	0.48	0.24
深层	第九层	0.15	0.53	0.26
	第十层	0.15	0.57	0.28
	第十一层	0.15	0.61	0.30

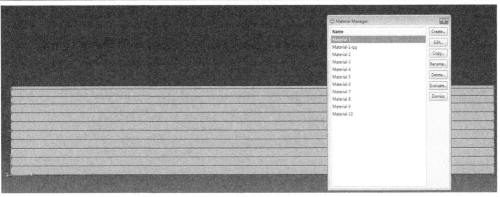

图 5.6 非纤维基质部分材料参数的设定

2. 模型在渗透率方面的改进

渗透率为在一定压差下，流体通过软骨材料的能力，其大小与液体渗透方向、孔隙度、温度、颗粒大小等因素有关，与软骨内部运动的液体性质无关，胶原纤维的分布结构会对软骨渗透性产生很大影响，当软骨的深度从浅至深增加时，蛋白多糖的含量也随深度的增加而增加，由蛋白多糖所带来的高渗透压会使液相的流出阻力变大，从而使软骨的渗透率随着深度的增加而变小，软骨中胶原纤维的网状结构可以限制蛋白多糖在组织中的扩散，胶原纤维网络含量的增加可以增大软骨中间隙液的液体压力，也会对渗透率产生影响。Li 等在纤维增强模型中定义了随深度变化的渗透率公式，公式为

$$k = k_0 \left(\frac{e - e_0}{1 + e_0} \right)^M \tag{5.37}$$

式中，k_0 为初始渗透率，值为 $5.886 \times 10^{-14}\, \mathrm{m^4/(N \cdot s)}$；$M$ 为材料渗透常数，值为 22；e_0 为初始孔隙比，其值随软骨的深度而变化，公式为

$$e_0 = \hat{e}_0 \left[1 - \alpha_e \left(1 - \frac{z}{h} \right) \right] \tag{5.38}$$

式中，$\hat{e}_0$ 为软骨表面初始孔隙比，取值为 5.667；α_e 为材料常数，其值为 0.413；z 为软骨随深度变化而变化的软骨深度取值；h 为软骨的厚度。

但由于在软骨表面附近的纤维基本都平行相切于表面，这附近的渗透率跟其他层区的渗透率分布存在着很大的不同，Sakai 等提出软骨切线层这一概念[11]，把切线层的渗透率的建立与其他层区分开，本书根据其提出的理论，对纤维增强模型的渗透率模型进行改进，把切线层的渗透率分成平行和竖直两个方向，公式为

$$k_\perp = k_{\min\perp} + k_{0\perp} \left(\frac{e - e_0}{1 + e_0} \right)^M \tag{5.39}$$

$$k_= = k_{\min=} + k_{0=} \left(\frac{e - e_0}{1 + e_0} \right)^M \tag{5.40}$$

式中，$k_{\min\perp}$、$k_{0\perp}$ 分别为浅层、切线层垂直方向的渗透率下限与初始渗透率，其值是非浅层的 0.182 倍，经过计算得出值为 $4.09 \times 10^{-15}\, \mathrm{m^4/(N \cdot s)}$、$4.815 \times 10^{-14}\, \mathrm{m^4/(N \cdot s)}$；$k_{\min=}$、$k_{0=}$ 分别为浅表层切线层区平行方向的渗透率下限与初始渗透率，其值为非浅层参数数值的 1.09 倍，经过计算得出值分别为 $5.45 \times 10^{-15}\, \mathrm{m^4/(N \cdot s)}$、$6.46 \times 10^{-15}\, \mathrm{m^4/(N \cdot s)}$。

3. 模型在胶原纤维部分的改进

考虑到纤维在软骨中的分布，胶原纤维细分为主要纤维与次级纤维，主要纤维从软骨下骨垂直向上延伸，接近关节表面时纤维发生分裂，成拱形弯曲向软骨表面并相切，到软骨表面时主要纤维与软骨表面平行，而次级纤维被假设为在软骨中沿任意方向均质分布，假设在每个积分点处有 4 根主要纤维和 13 根次级纤维经过，纤维在软骨模型内的分布如图 5.7 所示。

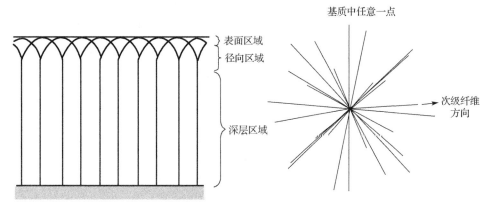

图 5.7　纤维在软骨模型内的分布

当考虑到随深度变化的纤维密度、主要纤维和次级纤维之间的相对密度对软骨计算的影响时，主要纤维和次级纤维与总纤维应力的关系如下：

$$\sigma_{f,p} = \rho_z C \sigma_f \tag{5.41}$$

$$\sigma_{f,s} = \rho_z \sigma_f \tag{5.42}$$

式中，ρ_z 为依赖高度变化的胶原纤维密度；C 为主要纤维和次级纤维之间的相对密度比。

Sakai 考虑了主要纤维与次级纤维在切线层的含量关系，研究表明，纤维在浅层、切线层的纤维刚度是其他层区的 4.74 倍，本书根据其提出的理论，考虑切线层区的平行纤维的含量与其他层区的不同，把切线层的纤维和非切线层纤维分开定义，切线层与非切线层胶原纤维应力-应变曲线如图 5.8 所示。

由于在 Abaqus 软件中只能定义线弹性弹簧，无法定义 SpringA 弹簧的非线性行为，所以只能先在模型中添加线性弹簧单元，之后从 job 中所生成的 inp 文件中将弹簧改成非线性，从而完成软骨模型中非线性弹簧的添加。非线性弹簧的添加如图 5.9 和图 5.10 所示。

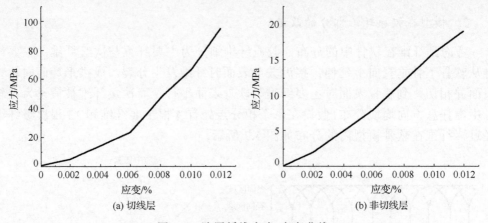

图 5.8　胶原纤维应力-应变曲线

```
4834 *Element, type=SpringA, elset=tixing-S-L-spring
4835 3184,  600,  1070
4836 3185,  601,  1073
4837 3186,  602,  1076
4838 3187,  603,  1079
4839 3188,  604,  1082
4840 3189,  69,  644
4841 3190, 1070, 1071
4842 3191, 1073, 1074
4843 3192, 1076, 1077
4844 3193, 1079, 1080
4845 3194, 1082, 1083
4846 3195,  644,  643
4847 3196, 1071, 1072
4848 3197, 1074, 1075
4849 3198, 1077, 1078
4850 3199, 1080, 1081
4851 3200, 1083, 1084
4852 3201,  643,  642
4853 3202, 1072,  599
4854 3203, 1075,  598
4855 3204, 1078,  597
4856 3205, 1081,  596
4857 3206, 1084,  595
4858 3207,  642,  68
4859 3208,  599, 1035
4860 3209,  598, 1038
4861 3210,  597, 1041
4862 3211,  596, 1044
4863 3212,  595, 1047
4864 3213,  68,  594
```

```
4970 *Element, type=SpringA, elset=tixing-S-R-spring
4971 3310,  26,  237
4972 3311,  236,  840
4973 3312,  235,  837
4974 3313,  234,  834
4975 3314,  233,  831
4976 3315,  237,  238
4977 3316,  840,  839
4978 3317,  837,  836
4979 3318,  834,  833
4980 3319,  831,  830
4981 3320,  238,  239
4982 3321,  839,  838
4983 3322,  836,  835
4984 3323,  833,  832
4985 3324,  830,  829
4986 3325,  239,  24
4987 3326,  838,  226
4988 3327,  835,  225
4989 3328,  832,  224
4990 3329,  829,  223
4991 3330,  24,  227
4992 3331,  226,  828
4993 3332,  225,  825
4994 3333,  224,  822
4995 3334,  223,  819
4996 3335,  227,  228
4997 3336,  828,  827
4998 3337,  825,  824
4999 3338,  822,  821
5000 3339,  819,  818
5001 3340,  228,  229
5002 3341,  827,  826
```

图 5.9　添加非线性弹簧单元部分截图

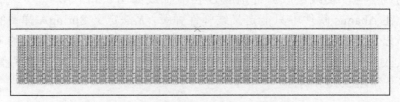

图 5.10　添加非线性弹簧后的软骨模型

5.2.4　基于纤维含量的有限元模型模拟验证及结果分析

Lai 等[12]利用活检钳配合胫骨关节软骨分离圆柱芯来提取 6 只幼牛胫骨的内侧半月板和关节软骨，获得的离体样本放在磷酸盐缓冲生理盐水与蛋白酶抑制剂混合试剂中，并在−20℃条件下保存。根据对比结果图 5.11～图 5.13 可以看出，随着压缩量的增大，软骨有限元模拟结果从浅至深的径向应变也随之增大，而应变变化幅度随着深度的加深而减小，从曲线中可以看出有限元模拟结果符合实验得出结果的变化规律。与纤维增强弹性模型相比，本章由于考虑了不同层区的纤维含量的影响，所建立的改进模型在不同压缩量下得出的径向曲线均比纤维增强弹性模型得到的径向应变曲线更接近实验结果，验证了本章中的改进模型的优越性。

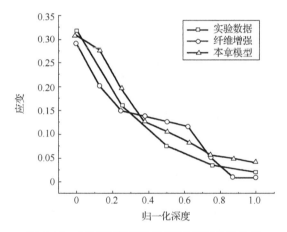

图 5.11　10%压缩量下的径向应变对比曲线

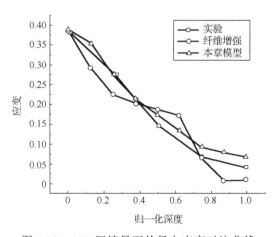

图 5.12　15%压缩量下的径向应变对比曲线

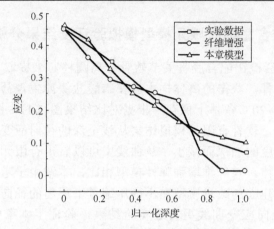

图 5.13　20%压缩量下的径向应变对比曲线

5.3　不同修复深度的软骨模型在滑动条件下的有限元分析

5.3.1　滑动条件下不同修复深度的软骨有限元模型的建立

为了建立软骨未受损部分的模型,上方的滑动压头为半径是 5mm 的圆弧形解析刚体压头,为完成滑动分析,将仿真过程分成两个部分来建立:第一部分为使与软骨表面接触的压头向下压缩软骨厚度的 8%,整个下压时间为 0.1s,第二部分为对损伤修复后软骨的运动仿真,保持第一部分的下压厚度,以滑动速率为 1mm/s 来滑动整个表面。为了提高结果的准确度,本书把压头与接触表面的摩擦系数设为 0.01,接触问题求解选用罚函数法,植入软骨弹性模量为 0.4MPa、泊松比为 0.2,植入软骨的宽度为 1mm,对修复层区为切线层、浅层、中间层、深层和全层的软骨进行比对分析,建立的模型如图 5.14 所示,探讨在滑动条件下对不同修复层区的力学影响。

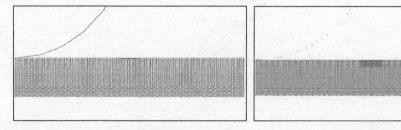

　　　　(a) 切线层缺损　　　　　　　　　　　　(b) 浅层缺损

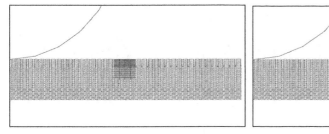
（c）中间层缺损

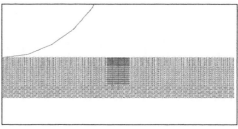
（d）深层缺损

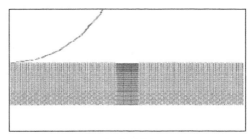
（e）全层缺损

图 5.14　软骨的不同修复深度有限元模型

　　如图 5.15 所示，位置一为受损软骨表面处，位置二为交界面表面处，位置三为植入软骨表面处，位置四、位置五为交界面偏下两侧处，选取这两点主要分析两侧的应力差距，使分析结果更直观，路径一为整个交界面处。

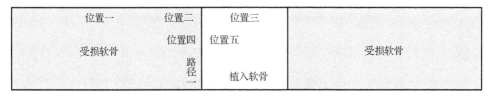

图 5.15　模型不同的选取位置

5.3.2　不同修复深度软骨在滑动时的接触应力

　　接触应力为衡量滑动时材料力学性质的重要指标之一，当两个物体之间发生接触挤压时，会在物体的接触表面和附近区域产生接触应力，图 5.16 为不同位置处各受损修复深度的时间-接触应力曲线。从曲线中可以看出，当压头处于各选取位置正下方时，对软骨产生的接触应力最大，在位置一和位置三处均沿着受压中心向两侧逐渐减小，位置二为软骨和植入软骨的交界处，其所产生的接触应力变化跟其他两个位置处相比较不规律。不同修复深度在各位置处的最大接触应力如表 5.2 所示。

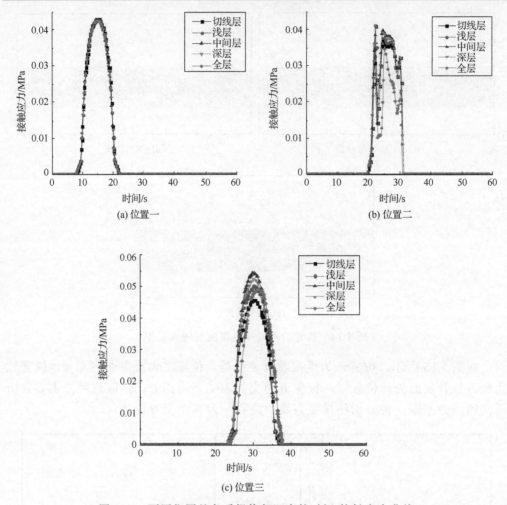

图 5.16　不同位置处各受损修复深度的时间-接触应力曲线

表 5.2　不同修复深度在各位置处的最大接触应力　　（单位：MPa）

修复深度	位置一	位置二	位置三
切线层	0.04297	0.03787	0.04561
浅层	0.04293	0.03887	0.05002
中间层	0.04279	0.04062	0.05418
深层	0.04276	0.04059	0.05206
全层	0.04251	0.03565	0.04890

　　通过上述分析可以看出在滑动过程中，不同的植入深度对软骨的接触应力状态在数值变化上是有影响的，切线层和浅层的接触应力在各位置处的变化幅度最小，但切线层在位置二处的应力集中现象更明显，这种应力集中不利于软骨的修

复。而中间层缺损在各位置所受的接触应力相对较高，接触应力变化最不稳定，如果仅考虑接触应力的影响，中间层修复能力最差，过大的接触应力差距不利于软骨的修复治疗。

5.3.3　不同修复深度软骨在滑动时的 Mises 应力

Mises 应力为软骨中的固相所能承受的有效应力，是衡量修复处承载性能的指标，从图 5.17 可以看出不同受损深度下的 Mises 应力分布，应力值在接触点附近最大，逐步向周围扩散性减小，随着滑动的进行，当未达到位置二时，应力逐步增大，到交界面位置二时增加到最大，之后逐步减小。在位置二处时，交界面左右两侧的应力差距很大。

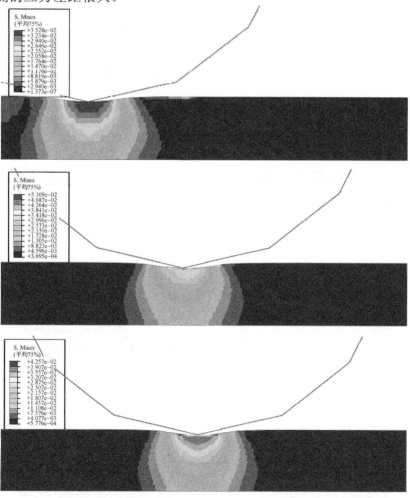

(a) 切线层

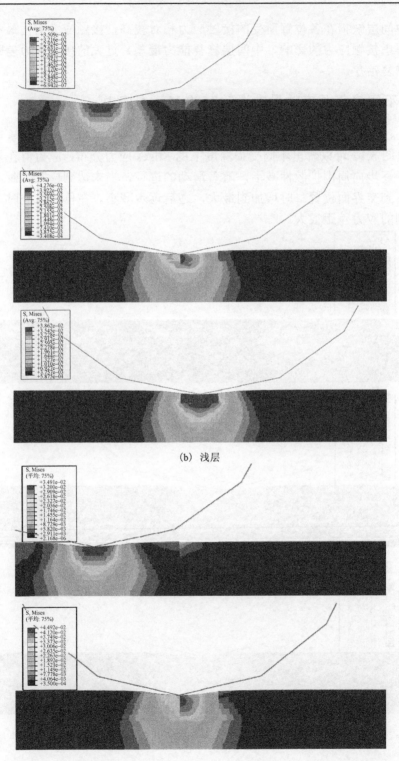

(b) 浅层

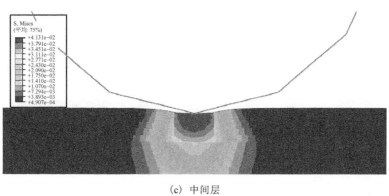

(c) 中间层

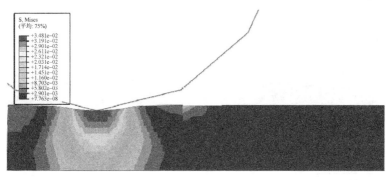

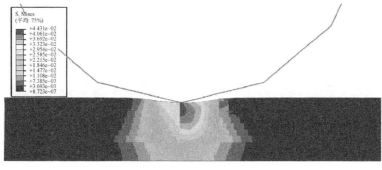

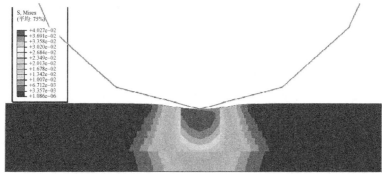

(d) 深层

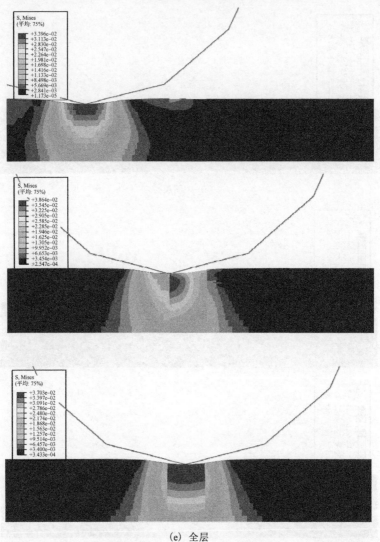

(e) 全层

图 5.17　不同位置处的各受损修复深度的 Mises 应力分布图

　　如表 5.3 所示,在三个选取位置处,各个修复层区的最大 Mises 应力也有所不同,位置一处随着受损修复深度的加深,最大 Mises 应力逐步减小,全层修复 Mises 应力最小,值为 0.03396MPa,切线层、浅层、中间层、深层分别比全层修复大 3.89%、3.65%、2.80%、2.50%。位置二和位置三处的规律与位置一处类似,都是全层修复的 Mises 应力最小,位置二处全层修复 Mises 应力为 0.03864MPa,切线层、浅层、中间层、深层分别比全层修复大 32.22%、10.66%、16.25%、14.67%。位置三处全层修复 Mises 应力为 0.03703MPa,切线层、浅层、中间层、深层分别比全层修复大 22.25%、4.29%、11.53%、8.75%。

表 5.3　不同修复深度在各位置处最大 Mises 应力　　　（单位：MPa）

修复深度	位置一	位置二	位置三
切线层	0.03528	0.05109	0.04527
浅层	0.03520	0.04276	0.03862
中间层	0.03491	0.04492	0.04130
深层	0.03481	0.04431	0.04027
全层	0.03396	0.03864	0.03703

图 5.18 为不同位置处各修复深度的时间-应力曲线，在接触面交界处的 Mises 应力波动比其他选取位置要剧烈，并且在接触点的 Mises 应力要略小于正下方的位置四处的 Mises 应力，因此可以看出在滑动时交界面处受损软骨侧的最大应力位于接触点偏下，在康复治疗时可以参考此处得出的结论来选取植入软骨的位置，避免接触面偏下侧应力过大造成黏合面破裂，使修复失效。

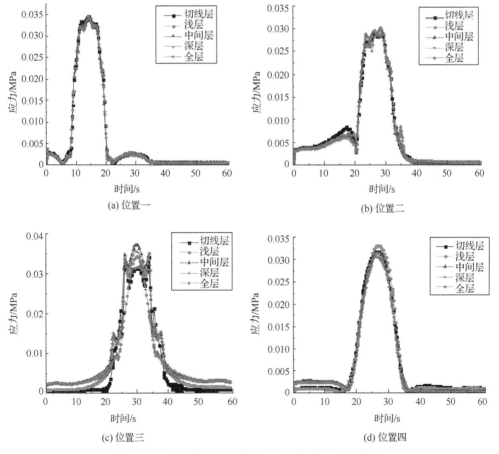

图 5.18　不同位置处各修复深度的时间-应力曲线

5.3.4　不同修复深度软骨在滑动时的体积分数

　　软骨中的营养物质主要存在于液相当中,液体含量直接影响康复速度,选取不同深度的选取点(位置二和位置四)处的液体最高体积分数是不同的,位置二处的最高体积分数为 84.026%,位置四处的液体最高体积分数为 82.87%,位置二比位置四高了 1.156%,可以看出软骨的液体含量随着软骨深度的加深而降低,如图 5.19 所示。而修复深度的不同对软骨滑动时的体积分数也有一定影响,当滑动离交界处较远(位置一)时,切线层、浅层、中间层、深层、全层的最低液体体积分数一致,均为 80.54%,当压头经过交界面(位置二)时,切线层、浅层、中间层、深层、全层的最低液体含量分别为 80.99%、80.65%、80.69%、80.75%、80.83%,交接点正下方(位置四)处在滑动过程中切线层、浅层、中间层、深层、全层的最低液体含量分别为 80.83%、80.77%、80.83%、80.87%、80.91%,综合几处选取处的液体含量变化,可以看出切线层、全层的液体含量在滑动过程中变化幅度比较稳定,有利于软骨内部的影响物质交互。

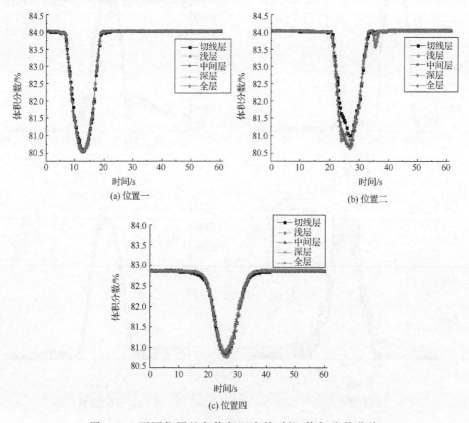

图 5.19　不同位置处各修复深度的时间-体积分数曲线

5.3.5　不同修复深度软骨在滑动时的流速分布

滑动过程中各修复深度的流速分布如图 5.20 所示，软骨的最大孔隙流体速度位于压头下方，方向与滑动方向相反，但除此之外，在软骨与植入软骨交界面(位置二)处的孔隙流速也比较大，并且在植入体下方边缘处的流速比较不稳定，在整个滑动过程中，在离交界处较远(位置一)时，各个缺损状态下的孔隙流体最大速度相差不大，如果受损软骨和植入软骨交界处流速过快，就会造成修复面结构不稳定，使黏合面开裂，并且会影响软骨细胞和细胞外基质的营养传递，所以过大的孔隙流速并不利于损伤修复，而全层修复的流速相对来说变化最平稳，比较有利于软骨的修复。

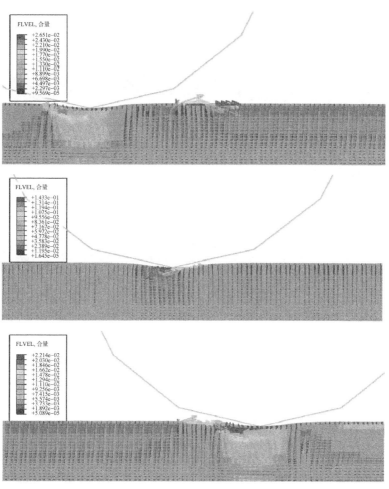

(a) 切线层

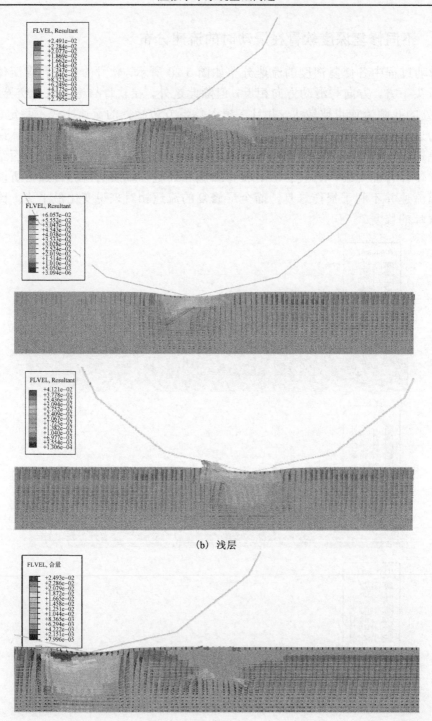

(b) 浅层

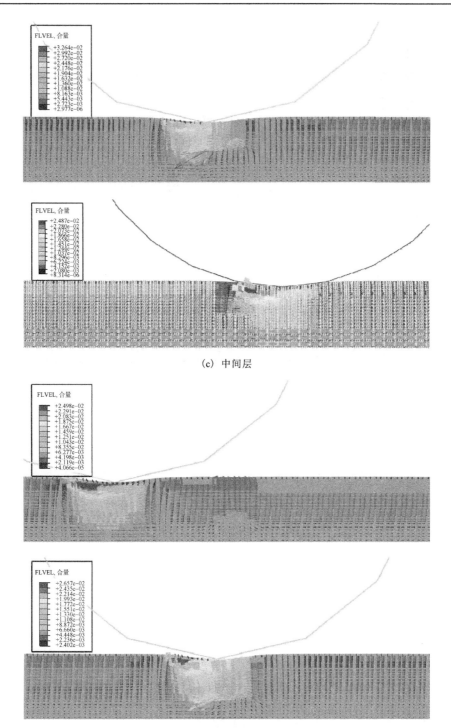

(c) 中间层

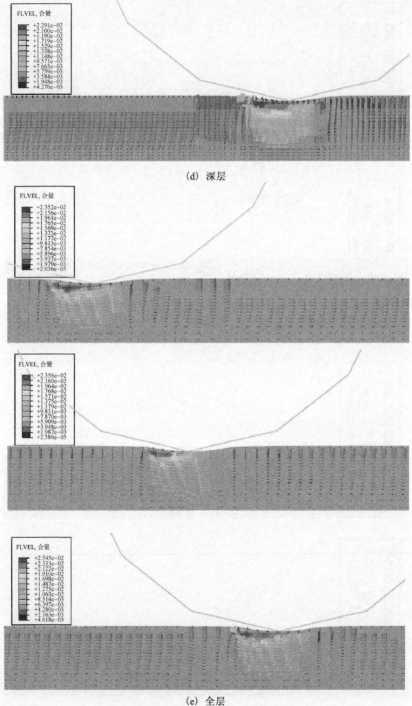

（d）深层

（e）全层

图 5.20　滑动过程中各修复深度的流速分布

5.4　全层修复软骨在多种压缩载荷下的有限元分析

5.4.1　全层修复软骨压缩有限元模型的建立

为建立两种压缩条件下的有限元模型，局部压缩模型上方的压头设置为半径为 5mm 的圆弧形的解析刚体，整体压缩的压头为长度为 15mm 的无孔隙钢板，材料也为解析刚体。均不考虑软骨与刚体间的摩擦，软骨模型受损宽度为 1mm，弹性模量分别为 0.2MPa、0.5MPa、0.6MPa、0.8MPa。为了完成两种压缩方式下的有限元分析，将仿真过程分为两个部分来建立：第一部分为使位于软骨表面上方 0.2mm 处的压头在 0.1s 向下移动 0.02mm，使压头与软骨表面接触，压头设置为主表面，软骨表面部分为从表面；第二部分为对全层修复软骨进行压缩仿真，使已经接触到软骨的压头再次向下压缩软骨厚度的 8%，建立完成后的模型如图 5.21 所示。

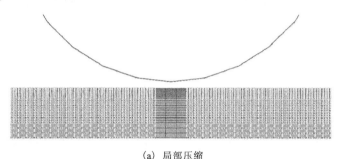

(a) 局部压缩

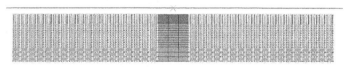

(b) 整体压缩

图 5.21　两种压缩方式下的全层修复软骨有限元模型

5.4.2　不同弹性模量下的 Mises 应力对比分析

从两种压缩条件下的应力分布云图和曲线观察得出，由于局部压缩时接触面积更小，其对植入软骨的负荷更大，所以最大应力分布比整体受压时分布体积更集中，在植入软骨弹性模量为 0.2MPa 时，两者在相同压缩深度时的最大应力也与其他植入软骨弹性模量时有所不同，对 0.2MPa 时的应力分布(图 5.22)观察得出两种压缩方式下最大应力值均为上方植入软骨与缺损软骨交界处，其最大应力值分布在受损软骨侧，同一深度下植入软骨侧的应力要小于受损软骨侧，在局部压缩下的 Mises 应力最大值为 0.02663MPa，在整体压缩下，Mises 应力最大值为 0.03157MPa，整体压缩比局部压缩大 18.6%。

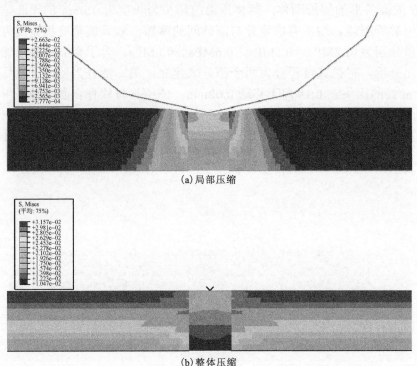

(a)局部压缩

(b)整体压缩

图 5.22　0.2MPa 局部压缩与整体压缩应力分布云图

当植入软骨弹性模量分别为 0.5MPa、0.6MPa、0.8MPa 时，其应力分布状况与植入软骨的弹性模量为 0.2MPa 的情况有所不同，局部压缩时，整个植入软骨所受 Mises 应力都很大，最大处为压头与软骨表面交界处，并且逐步向周围扩散。而整体压缩时，最大应力分布在植入软骨与受体软骨交界内侧。根据不同弹性模量下局部压缩与整体压缩应力分布云图 5.23 以及表 5.4，随着弹性模量的增大，局部压缩与整体压缩的最大 Mises 应力也随之增大。当植入软骨弹性模量分别为 0.5MPa、0.6MPa、0.8MPa 时，局部压缩的最大 Mises 应力均比整体压缩下大，局部压缩下 0.8MPa 比 0.2MPa 时最大 Mises 应力增大 159%，整体压缩下 0.8MPa 比 0.2MPa 时最大 Mises 应力增大了 116%。

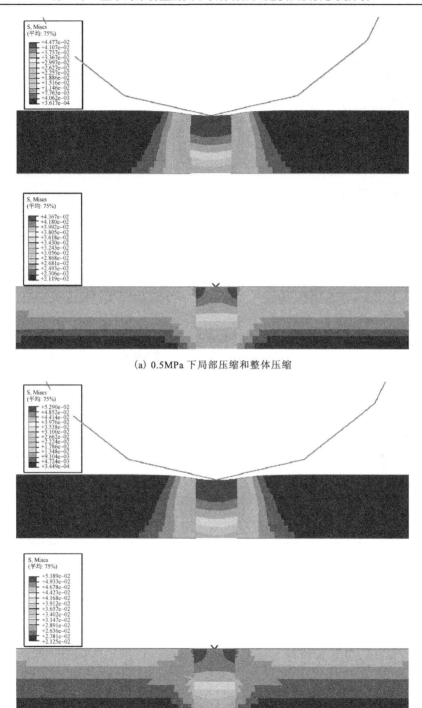

（a）0.5MPa 下局部压缩和整体压缩

（b）0.6MPa 下局部压缩与整体压缩

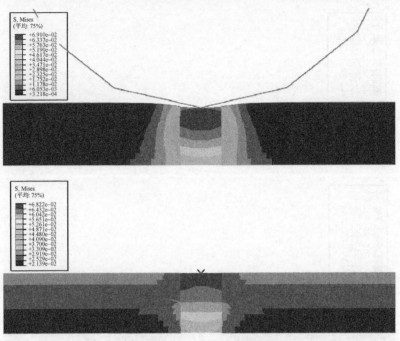

(c) 0.8MPa 下局部压缩与整体压缩

图 5.23　不同弹性模量下局部压缩与整体压缩应力分布云图

表 5.4　各弹性模量下两种压缩的最大 Mises 应力值　　（单位：MPa）

弹性模量	局部压缩	整体压缩
0.2	0.02663	0.03157
0.5	0.04470	0.04367
0.6	0.05290	0.05189
0.8	0.06910	0.06822

图 5.24 为位置四处局部压缩与整体压缩的应用-时间曲线。从图中可以看出，在软骨内部时的 Mises 应力要小于表面选出处的 Mises 应力，可以得出随着深度的加深，软骨内部所受的应力越来越小；随着弹性模量的增高，局部压缩与整体压缩的应力差距越来越小。

图 5.25 为不同弹性模量下局部压缩交界面两侧单元时间-应力曲线，其中位置四为受损软骨侧单元，位置五为植入软骨侧位置单元。从图中可以看出，交界面两侧应力均随时间的增加而变大，当发生变形时，在交界面左右两侧存在应力差，并且受损侧比修复侧的应力变化大，在压缩过程中两侧应力差逐渐变大。

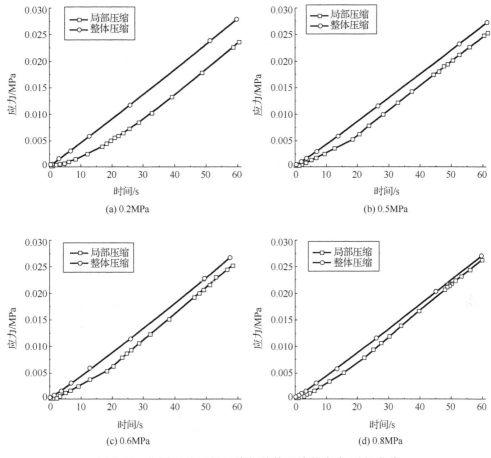

(a) 0.2MPa

(b) 0.5MPa

(c) 0.6MPa

(d) 0.8MPa

图 5.24　位置四处局部压缩与整体压缩的应力-时间曲线

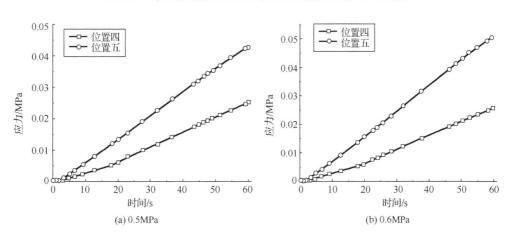

(a) 0.5MPa

(b) 0.6MPa

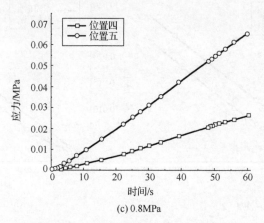

(c) 0.8MPa

图 5.25　不同弹性模量下局部压缩交界面两侧单元时间-应力曲线

　　较选取其他弹性模量(0.5MPa、0.6MPa、0.8MPa),当弹性模量为 0.2MPa 时,在位置四和位置五处的应力变化相近,两个位置处并没有一开始就拉开差距,在压缩开始时,位置五处的植入软骨侧的应力比位置四受损软骨处的应力要高,但随着压缩的进行,植入软骨处的应力逐渐超过受损软骨,如图 5.26 所示。

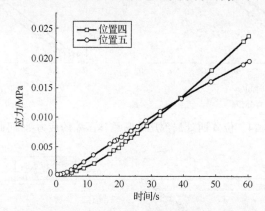

图 5.26　0.2MPa 局部压缩交界面两侧单元时间-应力曲线

5.4.3　不同弹性模量下液相所占体积分数分析

　　从不同弹性模量的植入软骨局部压缩和整体压缩下的液相体积分数分布图 5.27 可以得出,软骨内液体含量从浅至深逐步降低,当受到压缩时,局部压缩由于受压相对集中,有很大一部分未产生形变,所以各个弹性模量下受压后的液体最高体积分数为84.03%。而整体压缩时由于受压比较均匀,软骨整体都会被压缩,从浅至深的液体含量逐步减小。从交界处(路径一)归一化深度-体积分数曲线图 5.28 中可以看出,当受压后,从浅至深软骨的液体含量呈线性减小,不同弹性模量下在交界面处液体含量有所不同，可以看出整体压缩下液体含量在各个深度时的值均比局部压缩时要低。

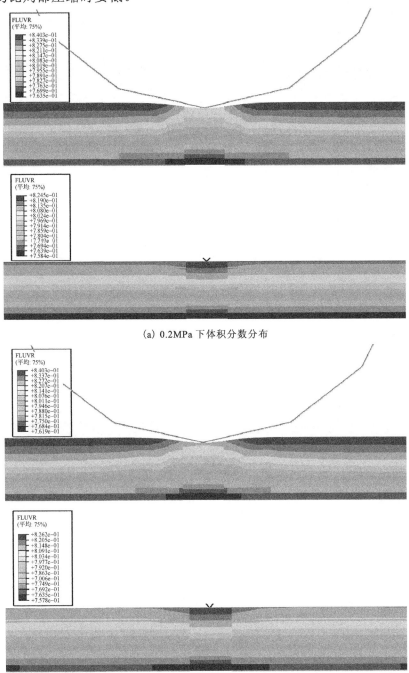

(a) 0.2MPa 下体积分数分布

(b) 0.5MPa 下体积分数分布

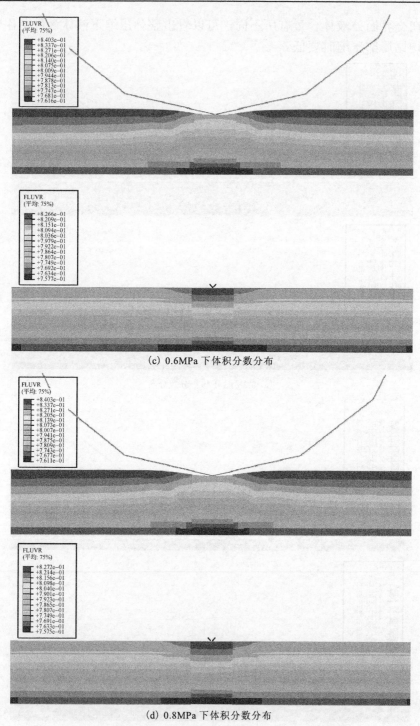

（c）0.6MPa 下体积分数分布

（d）0.8MPa 下体积分数分布

图 5.27　局部压缩与整体压缩下液相体积分数分布图

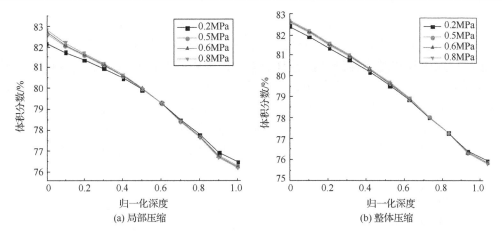

图 5.28　不同弹性模量下局部压缩和整体压缩归一化深度-体积分数曲线

位置四处局部压缩与整体压缩时间-体积分数曲线如图 5.29 所示，可以看出整体压缩和局部压缩在位置四处的液体含量随着时间的增加均逐步减小，但整体压缩的液体含量变化较大。

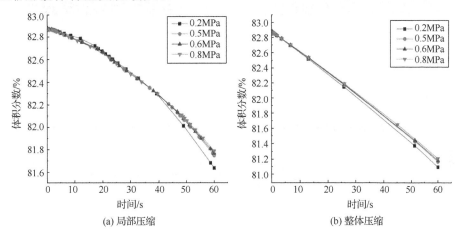

图 5.29　位置四处局部压缩与整体压缩时间-体积分数曲线

因此植入体的弹性模量的不同对受压时软骨内部的液体体积分数是有影响的，弹性模量越大，软骨的液体所占体积分数变化越小。软骨主要靠液体来传递营养物质，弹性模量较高的相同位置液体含量更高、营养物质的传递更加充分、更有利于软骨的康复治疗。

5.4.4　不同弹性模量下沿软骨径向的应变分析

从局部压缩和整体压缩的径向应变云图 5.30 可以看出，虽然两者的压缩深度一样，但两种压缩方式下径向应变分布有很大的不同，局部受压时由于圆弧形压头主要作用于植入软骨上，其应变的大致分布范围为植入软骨附近，最大应变值分布在植入软骨与压头接触处，并且随着植入软骨的弹性模量的增大而减小。而整体压缩时，压缩作用在整个软骨接触面上，其应变分布比较均匀，整个软骨都产生径向应变，但天然软骨处的应变要大于植入软骨的应变，这一点与局部压缩有所不同，并且其最大应变值随着植入软骨弹性模量的变化并无不同。最大应变值均为 0.1474，两种压缩方式下应变值的大小都随着深度的变深逐步减小。

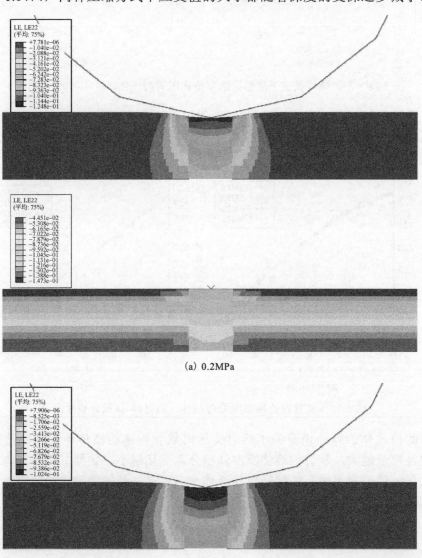

(a) 0.2MPa

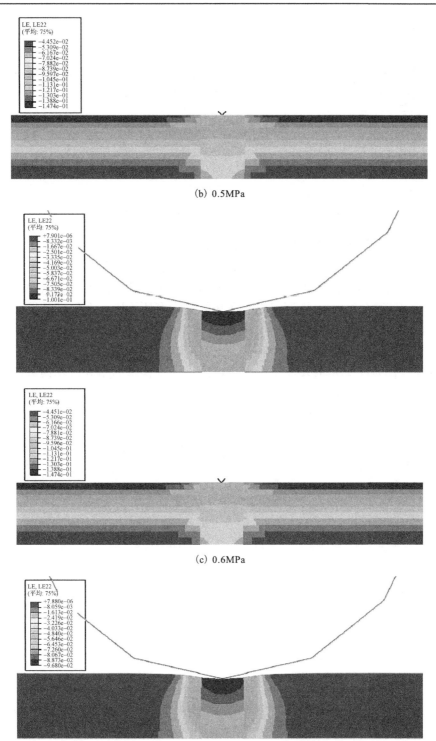

(b) 0.5MPa

(c) 0.6MPa

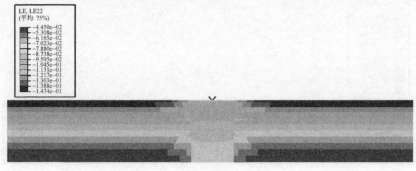

(d) 0.8MPa

图 5.30 局部压缩和整体压缩的径向应变云图

在植入软骨和天然软骨整个交界面(路径一)处,当压缩完成时,不同弹性模量下归一化深度-应变曲线如图 5.31 所示,可以看出两者的径向应变变化有所不同,整体压缩时的径向应变随着深度的加深而逐步降低,随着弹性模量的增高,各深度下的应变值减小,并且应变的变化幅度也有所不同,在较浅的区域应变变化幅度较大,较深的区域变化幅度较小。局部压缩时,在交界面处的最大应变与整体压缩时不同,其最大径向应变并不是在表面处,而是在下方切线层与浅层交接处附近,径向应变先增大,随后减小,随着弹性模量的增大,径向应变也是随着弹性模量的增大而减小,并且弹性模量越大,径向应变的变化幅度越低。整体压缩时各弹性模量的径向应变也一直都比局部压缩时要大。

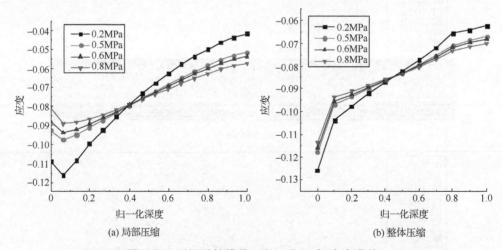

图 5.31 不同弹性模量下归一化深度-应变曲线

在交界面处的径向应变过大会造成修复处的撕裂,使软骨的修复失败,可以看出弹性模量越高,应变变化越稳定,越有利于软骨修复。

5.5 本 章 小 结

本章采用 Lai 等对幼牛胫骨软骨在不同压缩载荷下的非围限压缩实验，对所建立的关节软骨有限元模型进行仿真，从而验证建立的关节软骨有限元模型的有效性。之后在建立的软骨有限元模型的基础上，建立软骨不同深度下的损伤修复模型，进行在滑动条件和多种载荷下的软骨损伤修复有限元分析，通过仿真结果对软骨损伤修复提出指导性意见，结合病理学知识，实现所建立模型的合理应用。

参 考 文 献

[1] Jadin K D, Wong B L, Bae W C, et al. Depth-varying density and organization of chondrocytes in immature and mature bovine articular cartilage assessed by 3D imaging and analysis. Journal of Histochemistry & Cytochemistry Official Journal of the Histochemistry Society, 2005, 53(9):1109.

[2] Fick J M, Thambyah A, Broom N D. Articular cartilage compression: how microstructural response influences pore pressure in relation to matrix health. Connective Tissue Research, 2010, 51(2):132.

[3] Chowdhury T T, Bader D L, Lee D A. Dynamic compression counteracts IL-1 beta-induced release of nitric oxide and PGE2 by superficial zone chondrocytes cultured in agarose constructs. Osteoarthritis and Cartilage, 2003, 11(9):688.

[4] Liu Y, Chen F, Liu W, et al. Repairing large porcine full-thickness defects of articular cartilage using autologous chondrocyte-engineered cartilage. Tissue Engineering Part A, 2002, 8(4):709-721.

[5] Pan J, Wang B, Li W, et al. Elevated cross-talk between subchondral bone and cartilage in osteoarthritic joints. Bone, 2011, 51(2):212-217.

[6] Petro J, Wouter W, Hanna I, et al. A review of the combination of experimental measurements and fibril-reinforced modeling for investigation of articular cartilage and chondrocyte response to loading. Computational and Mathematical Methods in Medicine, 2013, (1):84-104.

[7] Garcia J J, Altiero N J, Haut R C. An approach for the stress analysis of transversely isotropic biphasic cartilage under impact load. Journal of Biomechanical Engineering, 1998, 120(5):608-613.

[8] 杨光, 严世贵, 冯建钜, 等. 膝关节软骨病变的 MRI 表现与关节镜术后疗效相关性研究. 中国骨伤, 2010, 23(2):90-93.

[9]　石仕元, 应小樟, 胡德新, 等. 含自体富集骨髓干细胞松质骨移植与自体松质骨镶嵌移植修复关节软骨缺损的对比研究. 中国骨伤, 2011, 24(4):332-335.

[10]　Li L P, Buschmann M D, Shirazi-Adl A. A fibril reinforced nonhomogeneous poroelastic model for articular cartilage: inhomogeneous response in unconfined compression. Journal of Biomechanics, 2000, 33(12):1533.

[11]　Sakai N, Hashimoto C, Yarimitsu S, et al. A functional effect of the superficial mechanical properties of articular cartilage as a load bearing system in a sliding condition. Biosurface and Biotribology, 2016, 2(1):26-39.

[12]　Lai J H, Levenston M E. Meniscus and cartilage exhibit distinct intra-tissue strain distributions under unconfined compression. Osteoarthritis Cartilage, 2010, 18(10): 1291-1299.

第 6 章　人体髋部有限元模型的构建及其应用

在人体髋部的手术培训、大腿假肢接受腔的研究等方面，传统方法是在尸体或者活体上进行操作和实验。但尸体数量的有限性以及使用的不可重复性导致了培训和研究的机会少、成本高、周期长。随着计算机技术的高速发展，有限元分析方法应运而生。本章通过建立人体髋部有限元模型并利用计算机仿真技术对模型进行仿真分析，使上述问题得到有效的解决。

6.1　人体髋部解剖结构及其力学特性

人体髋部是由形态各异的组织所组成，并且这些组织的生物机理也是千差万别，所以它们会对仿真分析具有不同的影响。为了确定影响分析结果的关键点以及熟知所要建立的模型的几何形态，本节介绍了人体髋部组织的解剖结构，分析了人体髋部所含组织的生理形态。并根据实际中各组织的变形，分析了各组织的力学特性。

6.1.1　人体髋部组织解剖结构

研究者对人体髋部组织的建模研究主要分为三类：①模型中只包含骨骼，没有对软组织进行建模，此模型将骨骼看作线弹性体，这与骨骼实际生物力学特性相差较远；②模型中包含骨骼和虚拟软组织，但模型中的肌肉采用的是杆单元，不能真实反映肌肉特性以及肌肉间的相互作用；③模型中包含骨骼和软组织，此模型没有对髋部软组织进行进一步划分，而是把皮肤、脂肪、肌肉看作一个具有相同生物力学特性的整体，没有考虑到皮肤、脂肪、肌肉结构和功能的不同，这与实际情况相差较大。下面对髋部组织的生理学结构分别进行详细的介绍，以便在之后的几何建模中能准确地分离出不同的组织并建立更加准确的模型。

1. 人体髋部骨骼的解剖结构

人体髋部骨骼包括髋骨、股骨以及它们之间的关节。

髋骨：由耻骨、坐骨和髂骨三部分组成，是全身最大的不规则扁骨，上部和下部扁阔，中间部分宽厚狭窄；髋骨的上部为髂骨，髋骨的后下部分为坐骨，髋骨的前下部为耻骨；在髋骨外侧的中央即耻骨、坐骨和髂骨相连接的部分形成了朝向外下的髋臼。

　　髂骨在整个髋骨的最上部,由髂骨翼和髂骨体组成。髂骨的下半部分称为髂骨体,髋臼的上半个圆就是由髂骨体构成的。髂骨的上半部分呈现出扇形的扁骨板称为髂骨翼,髂骨翼的扇形上端较为肥厚的半圆突起称为髂嵴。髂骨翼前缘向下延伸一直到达髋臼,在这其中有两个突起,上方的突起称为髂前上棘,下方的突起称为髂前下棘。自髂前上棘沿着髂嵴向后 5～7cm 处有一明显的骨结称为髂结节。同样,髂骨翼的后缘也有两个突起,分别称为髂后上棘和髂后下棘,两侧髂后上棘的连线约与第二骶椎持平。髂后下棘下方有一深陷称为坐骨大切迹,髂骨翼的内侧有一个大凹面称为髂窝。髂窝的下方与髂骨体之间的分界线称为弓状线。弓状线前端有一隆起称为髂耻隆起,髂窝的后部有一粗糙的面称为耳状面,与骶骨的耳状面形成骶髂关节。图 6.1 所示为髋骨结构图。

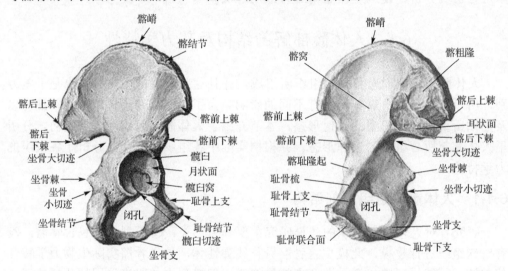

图 6.1　髋骨结构图

　　股骨:从髋部到膝盖是人体最强而有力的管状骨,成人的股骨有五六十厘米长,它是最能决定人的高度的骨;主要起到支撑人体的躯干和骨盆等的作用;其结构主要有股骨头、股骨颈、股骨干、大转子和小转子,股骨分为一体两端。股骨体呈弓状突向前,股骨体上面部分是圆柱形,中间部分是三棱柱形,下面部分前后略扁。股骨上端由股骨头、股骨颈、大转子和小转子组成,股骨头位于股骨最上端外凸呈 2/3 球形。沿股骨头中央向下有一凹陷称为股骨头凹;连接股骨头与股骨干的部分称为股骨颈,股骨颈与股骨体约以 130° 的角相交。股骨颈处容易发生应力集中,骨折也多发生在此处,所以在股骨干和股骨颈交界处存在大、小转子,大、小转子结构增强了股骨的抗压、抗拉、抗扭等力学性能;大转子内侧有转子窝,向下有转子间嵴,前方有转子间线,后方有转子间嵴。后面有一纵向走向的较长突起称为粗线,分为内侧粗线和外侧粗线,两者在中部向上渐渐分离,

外侧粗线止于臀肌粗隆,而内侧粗线止于
小转子,两侧粗隆在股骨体下端围成一个
平面称为腘平面。股骨下端的外侧和内侧
为膨大的突起,内侧的为内侧髁,外侧的
为外侧髁,内侧髁和外侧髁的侧面分别有
粗糙的突起称为内上髁与外上髁,其中位
于内上髁的突起为骨收肌结节。内侧髁和
外侧髁后方中部有一凹陷将两者分隔开
来,这一凹陷称为髁间窝,内侧髁和外侧
髁的前方与髌骨连接的光滑平面称为髌
面,图 6.2 所示为股骨生理结构图。

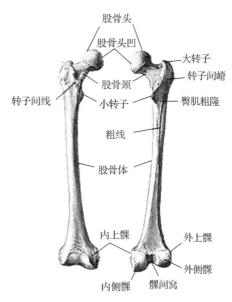

图 6.2　股骨生理结构图

2. 人体髋部软组织解剖结构

人体髋部软组织包括皮肤、肌肉、脂
肪、神经、血管等。

脂肪:一类为中性脂肪,用于储存
能量,就是我们俗称的肥肉,人体的运动和新陈代谢会消耗这类脂肪,同时摄
入过剩的食物会积累中性脂肪;另一类为类脂,包括磷脂胆固醇和胆固醇脂,生
物体的细胞膜主要是由它们组成的,同样它们也是生成生命的必要组成部分——
甾体激素、vitamin D、胆盐的基础物质,它们很少发生改变,以比较固定的形
态存在于生物体中[1]。本书主要考虑中性脂肪中的皮下脂肪组织。皮下脂肪组织
存在于真皮和筋膜之间,皮下脂肪组织的上方和下方分别与真皮和筋膜接触,
在体表形成能够阻热维持人体体温和储存人体活动所需能量的皮下脂肪层。皮
下脂肪可以对外来的碰撞进行极大的缓冲,因此其对保护人体的骨和内脏器官
起到重要作用。普通人皮下脂肪层约占人体体重的 1/5,其厚度以及形状因为个
体的年龄、体形、健康与否等存在明显差异。

肌肉:人体髋部肌肉按照功能可分为四个肌肉群,分别为前群、后群、内侧
群和臀部群。表 6.1 所述为各个肌肉群的结构和功能。

表 6.1　肌肉群的结构和功能

肌肉群	肌肉	起点	止点	功能
前群	缝匠肌	髂前上棘	胫骨上端前缘	屈髋伸膝
	股四头肌	髂前下棘	胫骨粗隆	
后群	股二头肌	长头起于坐骨结节,短头起于股骨粗线	腓骨头	伸髋屈膝
	半腱肌	起于坐骨结节	胫骨上端内侧面	
	半膜肌	起于坐骨结节	胫骨内侧髁后面	

肌肉群	肌肉	起点	止点	功能
内侧群	股膜肌	耻骨下支	胫骨粗隆内侧	内收外旋髋关节
	耻骨肌	耻骨梳	股骨小转子下方的耻骨线	
	长收肌	耻骨上支前面、耻骨脊下方	股骨粗线内侧唇中 1/3 部	
	短收肌	耻骨下支	股骨粗线内侧唇中部	
	大收肌	耻骨下支	股骨粗线内外唇	
臀部群	臀大肌	髂骨翼外面和骶骨后面	臀肌粗隆和髂胫束	伸髋、外展髋
	臀中肌	髂骨翼外面	股骨大转子	
	臀小肌	髂骨翼外面	股骨大转子	

6.1.2　人体髋部组织生物力学特性

　　人体髋部是连接躯干与下肢的重要部位，能使人体的躯干和下肢向前、后及侧面自主运动，从而使人能够在日常活动中完成较大范围的动作。人体髋部是人体众多运动的中心并且组成众多特殊结构，具有支持体重和运动的功能。在正常形态结构下，人体髋部所承受的各个方向的力保持平衡，承受人体上半身的全部重量，起到支撑身体的作用。人体髋部处于人身体的中部，生理结构复杂，当全身剧烈运动时，其能把骨当作杠杆配合强壮发达的肌肉组织，以此产生巨大的力量，而且人体髋部的软组织具有吸收、减轻振荡和冲击的功能。

　　人体髋部骨骼组织是由主要成分为钙、盐等矿物质和胶原纤维的皮质骨和松质骨组成的。骨骼组织中共同存在皮质骨和松质骨，而且它们以一定的形式整合在一起，使得人体骨骼的力学特性尤其出色，能够承受人体进行强度较大的运动。胶原纤维是某种特殊的蛋白质，它的力学特性与胡克定律存在一定的差异，压缩载荷是骨骼组织在正常的人体运动中所受载荷的主要形式，因此较大的变形在正常情况下不会出现在骨骼组织上，所以骨骼组织的变形正常情况下属于小变形[2]。

　　人体髋部软组织如血管、脂肪、肌肉等都是黏弹性体，不过不同组织的黏弹性程度存在一定的差异，因此在生物力学性能方面有许多相似之处。它们都有滞后、应力松弛、蠕变、各向异性及非线性应力-应变关系，另外，软组织应力-应变关系除具有黏弹性外，还属于大变形范畴。人体软组织除了众所周知的明显的蠕变和松弛力学性能，还具有非线性，尤其是在受到较大应力的情况下更加明显。软组织的各个单元间的力学性能也存在明显的差异，所以同样大小的力由于加载位置和方向的不同对同一软组织的影响也是不同的。俗话说人是水组成的，这一点在软组织上的表现尤其明显。目前学者基本上认为，软组织在日常活动中只是改变了生理形态，而并没有改变体积，即存在不可压缩性。故可以把这一特性应用到人体仿真中。在实验和仿真中软组织没有随着力的加载速率的变化而变化，因此我们通常认为它与应变率不具有相关性[3]。

人体软组织在承受张力时具有力-速度关系、力-长度关系和力-时间关系，这一特性在肌肉中表现得尤其明显。因此在生物力学仿真中对肌肉的材料模型和材料参数的选择直接关系到仿真结果的准确性，目前人体有限元模型中常把软组织统一看作肌肉进行建模，这种建模方式忽略了脂肪的存在。

6.2　人体髋部几何模型的建立

本章使用三维建模软件 Mimics、逆向工程软件 Geomagic 和 UG，基于 CT 图像和 MRI 图像建立包括髋骨、股骨、关节软骨、肌肉、脂肪的人体髋部组织几何模型，并对几何模型进行了平滑优化处理，而且根据后续有限元分析过程中对网格质量的要求以及有限元分析软件的能力对所建立的人体髋部组织几何模型进行修改。最终建立了既保持高还原度又能进行下一步计算的人体髋部组织几何模型。建立人体髋部组织几何模型的流程图如图 6.3 所示。

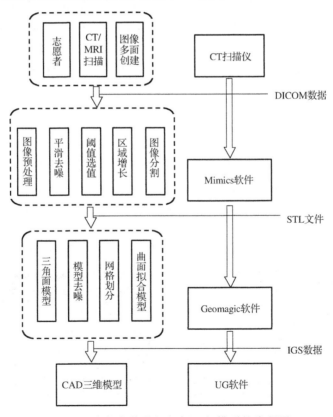

图 6.3　建立人体髋部组织几何模型的流程图

6.2.1　骨骼、肌肉几何模型的建立

人体髋部组织是本章的研究对象，为了获得人体髋部组织最基础和最全面的几何信息，我们通过 CT 仪和超导 MR 仪对正常成年男子髋部进行扫描，从而获得人体髋部组织 CT 图像和 MRI 图像数据，将所得数据导入 Mimics 软件进行三维重建。

1. 二维图像数据的获取

MRI 图像数据对肌肉组织具有较高的分辨能力，而 CT 图像对于骨骼分辨率较高，所以本书要用 CT 数据建立骨骼模型，用 MRI 数据建立人体肌肉模型，将 CT 与 MRI 数据相结合，从而得到效果较好的人体髋部几何模型。

图像数据来源于实验室成员，女，24 岁，身高 165cm，体重 55kg，身体状况良好，无下肢骨折或肌肉损伤等病史。CT 数据在中国人民解放军第二一一医院进行采集，MRI 数据在哈尔滨医科大学附属第一医院进行采集。CT 图像扫描参数：轴位连续断层扫描，电压为 140.0kV，电流为 180mA，层厚为 1mm，矩阵为 512×512，FOV 为 18cm，共采集 700 张图像。MRI 图像扫描参数：轴位扫描，T2 加权自旋回波序列，重复时间(repeat time，TR)为 566.7ms，回波时间(echo time，TE)为 10.6ms，矩阵为 512×512，层厚为 3mm，FOV 为 17cm，共采集 182 张图像。

2. 人体髋部组织图像分割

CT 图像和 MRI 图像包含了人体髋部组织的所有信息，首先我们要通过图像分割将不同的组织分离出来，从而才能对不同的组织分别进行建模。

(1)阈值分割。图像包括很多不同的灰度值，不同组织具有不同的灰度值。通过选择不同的灰度值区间实现目标组织分离就是阈值分割。本章分别选择成年人骨骼、肌肉、脂肪的灰度值区间，从而将它们一一分离。图 6.4 所示为基于 CT 图像(左)和 MRI 图像(右)进行阈值分割后生成的人体髋部骨骼和肌肉的蒙版。

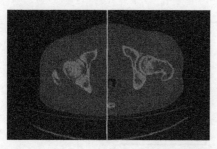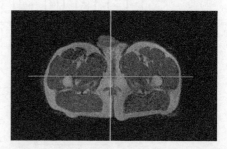

图 6.4　骨骼和肌肉进行阈值分割后的蒙版

(2)区域增长。由图 6.4 可以看出经过初步阈值分割后的蒙版上具有相同灰度

值区间的组织同时显示出来，为了将这些具有相同的灰度值区间的不同组织进行分离，我们进行进一步的详细分割，去除蒙版中的噪点从而将相互不连接的单独区域区分开并生成表达之前灰度值区间中的某一组织的新蒙版。经过区域增长我们实现了相同灰度值区间内不同组织的分离。图 6.5 分别为基于 CT 图像(左)与 MRI 图像(右)的骨骼和肌肉区域增长后生成的新蒙版。

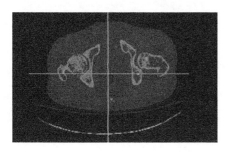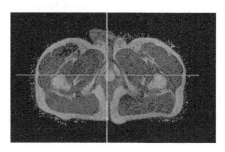

图 6.5　骨骼和肌肉区域增长后的蒙版

(3)蒙版编辑。Mimics 为了使提取的组织结构更加精确，需要通过 Edit masks 命令手工对蒙版进行修缘、擦除、补充等操作，由于图像以连续叠层方式显示，从而每张图像都必须进行上述手工编辑，而且每个组织模型的获得都要对所有图像处理一次，所以对所有蒙版的反复处理使得编辑蒙版的工作量巨大。如图 6.6 和图 6.7 所示，分别为进行蒙版编辑后得到的 CT 图像中的髋骨和 MRI 图像中的臀部肌肉群。

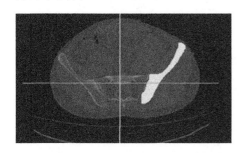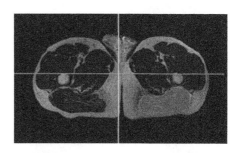

图 6.6　蒙版编辑后得到的 CT 图像中的髋骨　　图 6.7　蒙版编辑后得到的 MRI 图像中的臀部肌肉群

3. 人体髋部组织三维重建

通过 Calculate 3D 操作分别对分割后的图像进行三维重建，在 Calculate 3D 对话框中勾选"高质量"选项从而生成各组织的几何模型。由于手工编辑蒙版等因素会使生成的模型表面粗糙，所以需要进一步通过 Smoothing 命令对模型进行光滑处理从而使模型更加精确。在 Smoothing 对话框中，参数设置为：Smooth factor 0.6，Iterations 5。图 6.8 所示为光滑前后的股骨。

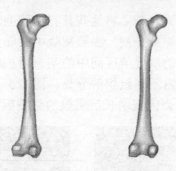

图 6.8　光滑处理前后的股骨

　　为了减少质量差的三角面片从而提高后续网格划分的质量,需要通过 Triangle reduction 命令对模型三角面片进行缩减。在 Triangle reduction 对话框中参数设置为:Tolerance 0.05,Edge angle 15,Iterations 10。最终将生成的模型以 STL 格式导出。

　　通过上述方法所建立的几何模型如图 6.9 所示。

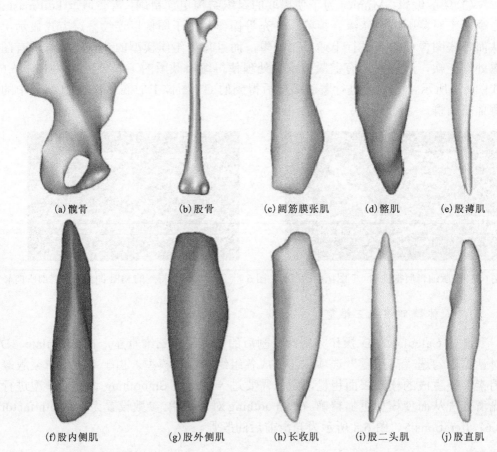

(a)髋骨　　　　(b)股骨　　　　(c)阔筋膜张肌　　　(d)髂肌　　　(e)股薄肌

(f)股内侧肌　　　(g)股外侧肌　　　(h)长收肌　　　(i)股二头肌　　　(j)股直肌

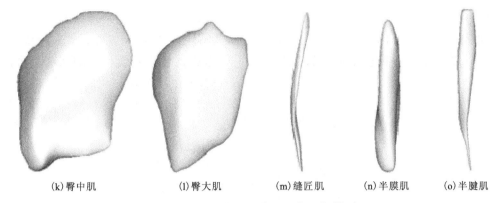

　　(k)臀中肌　　　　　　(l)臀大肌　　　　　(m)缝匠肌　　　　(n)半膜肌　　　　(o)半腱肌

图 6.9　人体髋部骨骼和肌肉几何模型

6.2.2　骨骼、肌肉几何模型的优化

　　虽然以上建立的几何模型在 Mimics 中已经进行过光滑处理和三角面片的缩减，但几何模型上仍存在尖点和孔洞等瑕疵，达不到有限元分析软件的分析要求，从而模型需要进一步的优化。将在 Mimics 中建立的几何模型保存为 STL 格式并将其导入逆向工程三维检测软件 Geomagic 中，在多边形阶段对几何模型进行修补、填充、平滑处理，在曲面阶段对几何模型进行提取轮廓线、构造栅格以及曲面拟合等处理。

　　Geomagic 具有无与伦比的自动构建曲面片的功能，而且建模的效率高、效果好，非常适用于复杂生物体组织不规则曲面的构建。人体髋部组织几何模型会根据自身的几何特征在导入 Geomagic 后自动生成三角面片网格，并通过"网格医生"命令自动检测几何模型中不合格的网格，操作者可以通过手动操作对模型进行修改。

　　1.　多边形阶段

　　几何模型导入 Geomagic 后表面会自动生成由三角面片组成的空间面模型，由于几何模型在 Mimics 中只是进行了初步的光滑处理，所以几何模型表面仍然存在不合格的三角面片，需要对这些不合格的三角面片进行优化从而保证之后构建曲面片的质量。首先通过"网格医生"命令对模型表面的三角面片进行检测，将检测出的自相交的三角面片和尖状物删除，删除不合格的三角面片后会在原来的位置留下形状各异的孔洞。对形状简单的孔洞，我们通过基于曲率的"填充单个孔"命令进行自动填充。对于形状不规则的复杂孔洞，我们使用"桥搭"命令，建立通过复杂孔洞的桥梁，使复杂孔洞变为若干个形状简单的孔洞，然后按照形状简单的孔洞填充方式对其进行填充。再利用"网格医生"命令检查修正后的三角面片，如果依然存在三角面片自相交或尖状物，则需重复上述步骤继续对不合格的三角面片进行修正优化，直到通过检查。在此过程中还可以通过"去除特征"和"砂纸"命令对模型中质量较差的三角面片进行优化，使模型更加光滑。将模型由多边形格式转换为点云格式，检查是否存在体外孤点，在确定点云合格后将其封装，完成对几何模型三角面片的优化。三角面片经过优化后排列有序，三角面片的质量得到提高从而使模型更加光滑。图 6.10 所示为髋骨孔洞填充前后对比。

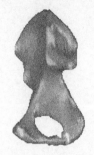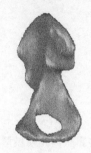

图 6.10   髋骨孔洞填充前后对比

2. 曲面化阶段

通过"曲面化"选项卡中的"构造曲面片"命令，使模型从多边形阶段进入曲面化阶段并生成三维模型的曲面片，由于人体骨骼组织和软组织的形状极其不规则，曲面的曲率变化大，导致模型不能通过一个曲面来完成拟合，所以模型只能通过若干个曲率不同、大小不同的曲面片来完成拟合。通过"编辑轮廓线"命令自动提取轮廓线，此时会出现导致曲面无法正确拟合的轮廓线路径相交、曲面片角度较差和高角度点等问题，所以我们通过"松弛曲面片"和"降级轮廓线约束"等命令手动修改轮廓线的分布情况，直至消除上述问题从而使每片曲面片的大小相对均匀、形状相对规范。再通过"构造栅格"命令完成模型的栅格构造，最后通过"拟合曲面"命令对模型进行曲面拟合，最终生成三维几何模型。最后将生成模型以 x-t 格式导出。图 6.11 所示为髋骨轮廓线提取，图 6.12 所示为髋骨曲面拟合。

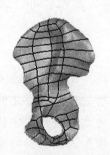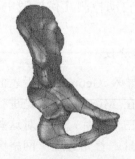

图 6.11   髋骨轮廓线提取   图 6.12   髋骨曲面拟合

6.2.3   脂肪几何模型的建立

通过 6.2.1 节和 6.2.2 节所述的步骤和方法建立整个不区分不同组织的人体髋部组织几何模型。然后将本节建立的所有模型导入 UG 软件中进行装配，将装配体以本节建立的整体髋部组织几何模型为主体执行"求差"命令，去除其他所有的几何模型，剩下的求差体就是脂肪组织几何模型。由于每个几何模型都进行了三角面片缩减和平滑优化处理，所以理论上经过 Mimics 三维重建后本应该紧密贴合的各个几何模型，装配后每个几何模型间会有极其不规则的数量庞大且无法统计的空隙和模型突起交叉。这些突起交叉会直接导致有限元分析中止。由于脂肪是通过求差得到的，所以这些空隙和突起会使脂肪几何模型内部出现数量无法估计的形状复杂的游离部分和形状不规则的通孔。这些游离部分和通孔会导致后续的接触条件设置和网格划分失败，从而不能进行有限元分析。此装配模型可用于人体髋部组织解剖教学和人体髋部组织形态科普但不能进行生物力学分析方面的研究。

6.2.4　肌肉和脂肪几何模型的改进

为了解决上述模型因为数量无法估计的形状复杂的游离部分和形状不规则的通孔而不能进行有限元分析的问题，我们按照 6.1 节所述，根据各个肌肉组织的功能将肌肉组织划分为四个肌肉群，分别为肌肉前群、肌肉后群、肌肉内侧群和肌肉臀部群。肌肉前群主要功能为屈髋伸膝，肌肉后群主要功能为伸髋屈膝，肌肉内侧群主要功能为内收外旋髋关节，肌肉臀部群主要功能为伸髋关节、外展髋关节并且在保证肌肉群实际外形情况下对肌肉群进行简化，使每个肌肉群间有连贯的空隙，解决了模型间突起交叉的问题，也从而保证了脂肪组织的连贯性。按照 6.2.1 节~6.2.3 节所述的步骤和方法建立新的肌肉群和脂肪几何模型。肌肉与骨骼是通过肌腱连接的，由于 CT 与 MRI 图像无法显示出肌腱组织，所以不能建立肌腱的几何模型，为了使模拟更加贴近实际，我们用线单元来模拟肌腱。根据 6.1 节所介绍的人体髋部骨与肌肉解剖学结构以及肌肉在骨上的起始位置，在 UG 软件中建立线模型模拟肌腱。图 6.13 所示为四个肌肉群几何模型，图 6.14 所示为脂肪剖视图，图 6.15 所示为骨骼-肌肉装配图，图 6.16 为人体髋部组织几何模型，图 6.17 为肌腱模型。

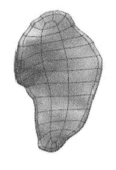 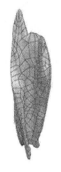  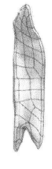

(a) 臀部肌肉群　　　　　(b) 肌肉前群　　　　　(c) 肌肉内侧群　　　　　(d) 肌肉后群

图 6.13　肌肉群几何模型

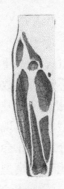　　　　　　　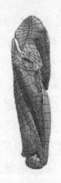

图 6.14　脂肪剖视图　　　　　　图 6.15　骨骼-肌肉装配图

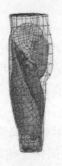　　　　　　　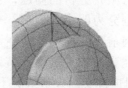

图 6.16　人体髋部组织几何模型　　　图 6.17　肌腱模型

6.3　人体髋部有限元模型的构建及验证

　　人体髋部组织有限元模型是具有材料属性的生物力学模型，其能够精确地反映人体髋部组织的几何形状和生物力学特性。与以往不同的是，本节不再将所有软组织看作肌肉建立有限元模型，而是将软组织根据其生理解剖结构、功能以及各自的生物力学特性更详细地划分为皮肤、脂肪和四个肌肉群，建立了皮肤有限元模型、脂肪有限元模型和四个肌肉群有限元模型，从而使有限元模型能够更好地显示人体髋部组织在各种工况下的变形和受力等情况，能够更准确地分析人体髋部组织的机理，为人体髋部组织的研究提供有力支持。为了验证本节所建立的人体髋部组织有限元模型是否有效，本节还基于大腿三点弯曲力学实验建立了人体髋部组织的生物力学实验模型。

6.3.1　人体髋部有限元模型的构建

　　在人体髋部组织几何模型的基础上，对其进行网格划分并根据人体髋部组织的生物力学特性分别对各组织定义符合其生物机理的单元类型和材料属性，从而建立人体髋部组织有限元模型。接下来，我们分别对各组织进行有限元模型的构建。建立人体髋部组织有限元模型的流程如图 6.18 所示。

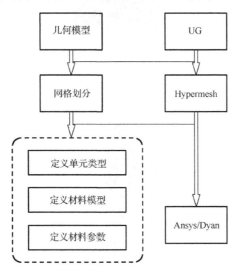

图 6.18　建立人体髋部组织有限元模型的流程图

1.　人体髋部组织网格划分

本节将人体髋部组织几何模型导入 Hypermesh 中进行有限元网格划分。由于人体髋部组织几何模型的结构复杂且每个组织的几何模型都极不规则，考虑到后期的计算量较大，所有的组织都选用四面体网格。髋骨皮质骨、股骨皮质骨和皮肤选用壳单元模拟，髋骨松质骨、股骨松质骨、肌肉群、脂肪选用体单元模拟，并且各组织间采用共节点接触。有限元网格的质量直接关系到后续的有限元仿真计算量和计算结果的准确度，质量差的网格会影响有限元仿真计算过程的稳定性甚至使计算停止。我们通过网格划分中参数的选择调整网格的质量，直至通过网格质量检查。该模型共包括 14440 个节点和 72962 个单元。表 6.2 所示为网格划分参数选择。图 6.19 所示为人体髋部组织有限元模型，图 6.20 所示为人体髋部组织有限元模型剖视图。

表 6.2　网格划分参数选择

参数	数值
扭曲度	小于 29
Jacobi	大于 0.6
翘曲率	小于 7
长宽比	小于 58
最大内角	大于 30
最小内角	小于 150

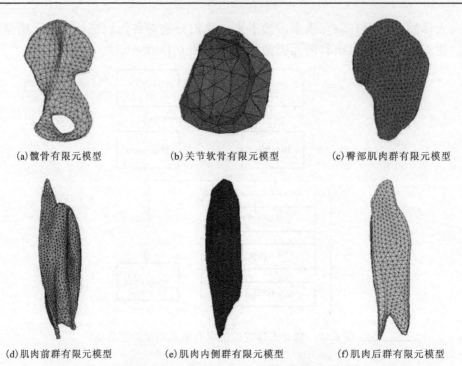

　(a)髋骨有限元模型　　　　　　(b)关节软骨有限元模型　　　　　(c)臀部肌肉群有限元模型

(d)肌肉前群有限元模型　　　(e)肌肉内侧群有限元模型　　　(f)肌肉后群有限元模型

图 6.19　人体髋部组织有限元模型

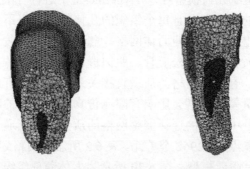

图 6.20　人体髋部组织有限元模型剖视图

2. 骨骼组织有限元模型的建立

　　髋骨和股骨都是由皮质骨和松质股组成的。髋骨和股骨的表面为皮质骨,内部为松质骨,但皮质骨和松质骨在髋骨和股骨中所占的厚度并不一样[4]。髋骨中皮质骨和股骨中皮质骨厚度大约为 2mm[5]。从而为了保证模型的分析准确度和提高模型的单元质量同时减少计算的时间,本节中皮质骨选用壳单元,松质骨选用体单元。髋骨和股骨的皮质骨采用弹塑性材料模型(*MAT_PIECEWISE-LINEAR-

PLASTICCITY），松质骨采用各向同性弹塑性材料模型（*MAT_ELASTIC-PLASTIC-WITH-DAMAGE-FAILURE），其本构方程为

$$\sigma(\varepsilon,\dot{\varepsilon}) = \sigma_0(\varepsilon)\left[1+\left(\frac{\dot{\varepsilon}}{D}\right)^{\frac{1}{p}}\right] \tag{6.1}$$

$$\sigma_0(\varepsilon) = \sigma_0 + \beta E_p \varepsilon_p^{\text{eff}} \tag{6.2}$$

式中，σ_0 为初始屈服应力；$\dot{\varepsilon}$ 为应变率；D 和 p 为 Cowper-symonds 参数；$\varepsilon_p^{\text{eff}}$ 为有效塑性应变；β 为硬化参数（$\beta=0$ 为随动硬化，$\beta=1$ 为各向同性硬化，$0<\beta<1$ 为混合硬化）；E_p 为硬化模量。关节软骨选用各向同性弹性材料模型（*MAT_ISOTROPIC-ELASTIC-MATERIAL-MODEL）[6,7]，其本构方程为

$$\sigma_{ij} = C_{ijkl}\varepsilon_{kl} \tag{6.3}$$

$$\varepsilon_{kl} = \frac{1}{2}\left[\frac{\partial_{x_k}}{\partial_{x_l}} + \frac{\partial_{x_l}}{\partial_{x_k}}\right] \tag{6.4}$$

式中，σ_{ij} 为应力张量；ε_{kl} 为应变张量；C_{ijkl} 是材料的弹性常数，其矩阵形式为

$$C_{ijkl} = \frac{E}{(1+\nu)(1-2\nu)}\begin{bmatrix} 1-\nu & \nu & \nu & 0 & 0 & 0 \\ 0 & 1-\nu & \nu & 0 & 0 & 0 \\ 0 & 0 & 1-\nu & 0 & 0 & 0 \\ 0 & 0 & 0 & \dfrac{1-2\nu}{2} & 0 & 0 \\ 0 & 0 & 0 & 0 & \dfrac{1-2\nu}{2} & 0 \\ 0 & 0 & 0 & 0 & 0 & \dfrac{1-2\nu}{2} \end{bmatrix} \tag{6.5}$$

式中，E 为弹性模量；ν 为泊松比。

关节软骨材料参数设置为：弹性模量 10MPa、泊松比 0.4。对于股骨材料参数的选用，本节中股骨、髋骨的材料参数选择如表 6.3 所示。

表 6.3　股骨、髋骨材料参数[8,9]

骨骼	密度/(kg/m³)	泊松比	弹性模量/GPa	屈服应力/MPa	极限应变/%
股骨干皮质骨	2000	0.3	17.3	54.5	1.6
股骨干松质骨	861.5	0.3	0.04	13.3	13.4
股骨两端皮质骨	2000	0.3	17.3	34.5	2.8
股骨两端松质骨	861.5	0.3	0.16	29.0	20.0
髋骨皮质骨	1900	0.3	15	50.0	1.5
髋骨松质骨	750	0.3	0.10	31.5	15.5

　　3. 软组织有限元模型的建立

　　在 6.2 节中我们建立的软组织几何模型有肌肉群几何模型和脂肪几何模型。由于在 CT 图像和 MRI 图像中皮肤与脂肪的界限模糊，没办法对其分别进行建模，蒋小晴和张冠军等都将软组织模型最外面 1mm 的厚度看作皮肤，因此我们在有限元建模时将脂肪外边面 1mm 的厚度看作皮肤，并单独对其选用材料模型建立皮肤的有限元模型。

　　冯远桢[10]在进行了大量实验的基础上，指出软组织具有各向异性、蠕变和松弛等力学性能，具有黏弹性、非线性和不均匀性等材料性质。Gladilin 等[11]分析对比了线弹性模型和非线性弹性模型，得出软组织变形较大时就会出现明显的黏弹性。线弹性模型不能描述蠕变及松弛特性以及不能描述非线性材料特性的缺点，使得线弹性模型不能满足精确仿真的需要。本节中肌肉和脂肪选用由载荷的加载速率决定应力和应变关系的黏弹性材料模型（*MAT_VISCOELASTIC），并选用体单元模拟。其材料的本构方程为[12]

$$\sigma(t) = \int_0^t G(t-\tau)\frac{\partial \varepsilon}{\partial \tau}\,\mathrm{d}\tau \tag{6.6}$$

$$G(t) = G_0 + (G_0 - G_\infty)\cdot \mathrm{e}^{-\beta t} \tag{6.7}$$

式中，$\sigma(t)$ 为应力方程；ε 为应变；$G(t)$ 为松弛方程；G_0 为短期的剪切模量；G_∞ 为长期剪切模量；β 为衰减常数。众多有限元模型对于肌肉材料参数的选择各有不同，本节中肌肉和脂肪选用的材料参数如表 6.4 所示[13,14]。

表 6.4　肌肉、脂肪材料参数

组织	密度/(kg/m³)	体积模量/MPa	短期剪切模量/MPa	长期剪切模量/MPa	衰减系数/s⁻¹
肌肉	1600	19	0.22	0.095	100
脂肪	1000	20	0.12	0.04	100

　　对于皮肤生物力学特性的研究很少，我们选用弹性材料模型（*MAT_ELASTIC）并用壳单元模拟，根据 Beillas 等[15]的研究，皮肤的弹性模量设置为 1MPa。

6.3.2　人体髋部有限元模型的验证

　　本节基于 CT 图像和 MRI 图像，通过 Mimics 三维重建和 Geomagic 平滑优化处理建立了人体髋部几何模型，并在此几何模型的基础上根据其生物力学特性以及目前有限元软件中材料模型建立了人体髋部组织有限元模型。接下来我们采用 Kerrigan 等[16,17]的大腿弯曲实验对本节所建立的人体髋部组织有限元模型进行仿真，并通过仿真结果与实验结果的对比分析来验证本节所建立的人体髋部组织有限元模型的准确性。

1. 载荷及边界条件的设定

首先在本节所建立的人体髋部组织有限元模型的基础上，根据实验的装置和条件建立满足实验条件的弯曲实验仿真模型，如图 6.21 所示。本节对人体髋部组织有限元模型的验证是参照 Kerrigan 等的大腿弯曲实验进行的。Kerrigan 等利用12 具尸体进行了 12 次实验，其中 6 次载荷位置为大腿远心端 1/3 处，其余 6 次载荷位置为大腿中部，载荷的方向均设置为 L-M（大腿外侧向内侧）。本实验尸源年龄偏大，年龄偏大造成的骨质疏松等情况会在一定程度上影响实验结果。Kerrigan 等的大腿弯曲实验的载荷以及尸源情况如表 6.5 所示。

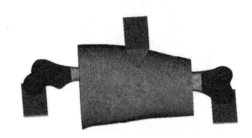

图 6.21　实验有限元模型

表 6.5　实验载荷及尸源情况

实验编号	年龄/岁	股骨长度/cm	载荷方向	样品类型	R/L	加载位置	接触速度/(mm/s)	平均速度/(mm/s)
8.1	66	46.5	L-M	大腿	右	中部	1568	1539
8.2	69	49.0	L-M	大腿	左	中部	1562	1556
8.3	65	45.7	L-M	大腿	左	中部	1679	1492
8.4	54	52.5	L-M	大腿	左	中部	1571	1556
8.5	69	48.8	L-M	大腿	右	中部	1556	1526
8.6	54	52.5	L-M	大腿	右	中部	1549	1433
8.7	71	46.6	L-M	大腿	右	远心端 1/3 处	1552	1482
8.8	58	45.4	L-M	大腿	左	远心端 1/3 处	1563	1508
8.9	54	51.4	L-M	大腿	左	远心端 1/3 处	1564	1449
8.10	54	52.5	L-M	大腿	右	远心端 1/3 处	1557	1514
8.11	47	42.6	L-M	大腿	右	远心端 1/3 处	1570	1499
8.12	77	49.3	L-M	大腿	右	远心端 1/3 处	1554	1553
平均值	61.5	48.6					1570	1509

本节仿真中冲击块分别在大腿远心端 1/3 处、大腿中部和大腿近心端 1/3 处施加动态载荷，载荷方向皆为 L-M 方向。冲击块在加速到 1.5m/s 后保持速度恒定，然后开始撞击模型直至模型中的股骨断裂以至模型失效。在 Kerrigan 等的大腿弯曲实验中，股骨两端被放置于两个金属方盒中并在金属方盒中填充泡沫，每个金属方盒的下端分别连接弧形金属板，冲击块下端是一个直径为 12mm 的半圆柱体，实验装置如图 6.22 所示。在本节仿真中，我们在保证约束能够符合实

验中情况的前提下，根据约束等效原理对 Kerrigan 等的大腿弯曲实验中的实验装置进行简化，在股骨的两端施加固定约束，仿真中载荷与约束如图 6.23 所示。

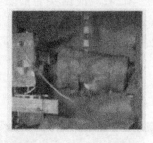

图 6.22　实验装置图

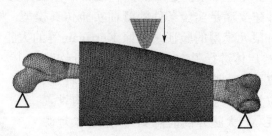

图 6.23　仿真环境下的载荷与约束

2. 仿真结果及分析

Kerrigan 等的大腿弯曲实验结果如表 6.6 所示。本节的仿真结果将会与此表进行对比，接下来本节根据载荷加载位置来分别详细介绍我们的仿真结果并把仿真结果与实验结果进行对比和分析。

表 6.6　大腿弯曲实验结果

位置	实验编号	股骨长度 /mm	骨折时冲击块位移 /mm	骨折时撞击力 /N	骨折时弯矩 /(N·m)
大腿中部	8.1	465	56.3	5064	548
	8.2	490	58.2	5091	568
	8.3	457	51.2	6005	640
	8.4	525	53.1	3545	424
	8.5	488	37.2	4308	488
	8.6	525	53.5	5591	685
平均值		492	51.6	4934	559
大腿远心端 1/3 处	8.7	466	31.3	4439	394
	8.8	454	42.4	4432	411
	8.9	514	44.3	5646	599
	8.10	525	31.8	4616	465
	8.11	426	32.2	4435	380
	8.12	493	38.7	4718	466
平均值		480	36.6	4714	453

1）大腿远心端 1/3 处

在载荷加载在大腿远心端 1/3 处仿真过程中，前期软组织首先产生变形，变形量越来越大，这个阶段股骨变形量较小，当加载到一定位移后，股骨开始变形，直到模型失效(股骨骨折)仿真结束，仿真过程如图 6.24 所示。分别如图 6.25 和图 6.26 所示，大腿远心端 1/3 处弯曲仿真得到的力和弯矩与位移的关系曲线都在实验上边界曲线(6 组实验中数据最大的一组绘成的曲线)和实验下边界曲线(6 组实验中数据最小的一组绘成的曲线)中间，并且走向趋势与实验平均曲线吻合。在撞击前期阶段，由于肌肉、脂肪等软组织的缓冲作用，力-位移曲线较为平缓，在位移约为 30mm 后曲线呈明显上升趋势，这是因为软组织被压缩到接近极限(大腿远心端 1/3 处软组织厚度约为 34mm)，冲击块开始撞击股骨，使股骨受力变形。在位移约为 40mm 时股骨骨折模型失效，此时的撞击力为仿真中最大的撞击力，约为 5.5kN，与表 6.6 中骨折时撞击力 4.4~5.6kN 相符；此时的弯矩为仿真中最大的弯矩，约为 740N·m，超出表 6.6 中骨折时弯矩 380~599N·m 的范围，这是由实验中尸源年龄偏大，有一定骨质疏松以及个体差异造成的。

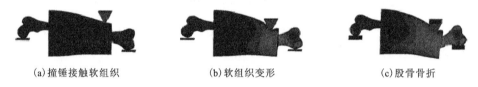

(a)撞锤接触软组织　　　　　(b)软组织变形　　　　　(c)股骨骨折

图 6.24　大腿远心端 1/3 处仿真过程图

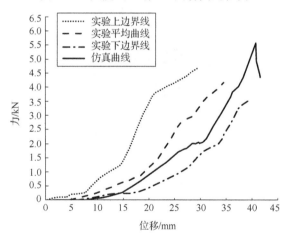

图 6.25　大腿远心端 1/3 处弯曲实验验证力-位移曲线

2) 大腿中部

冲击块撞击大腿中部，直至模型失效(股骨骨折)，如图 6.27 所示。从图 6.28 和图 6.29 可以看出，大腿中部弯曲仿真得到的力和弯矩与位移的关系曲线都在实验上边界曲线(6 组实验中数据最大的一组绘成的曲线)和实验下边界曲线(6 组实验中数据最小的一组绘成的曲线)中间并且走向趋势与实验平均曲线吻合。在撞击前期阶段，由于肌肉、脂肪等软组织的缓冲作用，力-位移曲线较为平缓，在位移

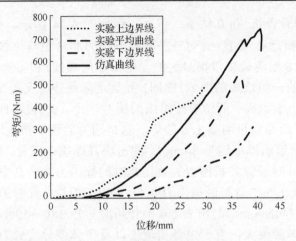

图 6.26　大腿远心端 1/3 处弯曲实验验证弯矩-位移曲线

约为 32mm 后曲线呈现明显上升趋势，这是因为软组织被压缩到接近极限（大腿中部软组织厚度约为 36mm），冲击块开始撞击股骨，使股骨受力变形。在位移约为 48mm 时，股骨骨折模型失效，此时的撞击力为仿真中最大的撞击力，约为 4.75kN，与表 6.6 中骨折时撞击力范围 3.5～6.0kN 相符；此时的弯矩为仿真中最大的弯矩，约为 600N·m，与表 6.6 中骨折时弯矩范围 424～685N·m 相符。

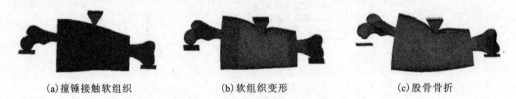

(a)撞锤接触软组织　　　　　　(b)软组织变形　　　　　　(c)股骨骨折

图 6.27　大腿中部模型仿真过程图

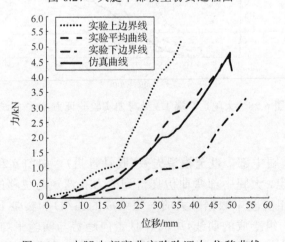

图 6.28　大腿中部弯曲实验验证力-位移曲线

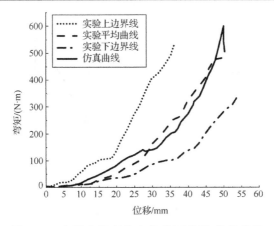

图 6.29　大腿中部弯曲实验验证弯矩-位移曲线

3) 大腿近心端 1/3 处

Kerrigan 等因为尸源的有限性和不可重复使用性并没有对载荷位置为大腿近心端 1/3 处进行弯曲实验。本节通过与大腿中部和大腿远心端 1/3 处相同的实验设置对载荷位置为大腿近心端 1/3 处进行了弯曲仿真。冲击块以 1.5m/s 的速度撞击大腿近心端 1/3 处，直至模型失效（股骨骨折），仿真过程如图 6.30 所示。分别如图 6.31 和图 6.32 所示，载荷加载位置为大腿近心端 1/3 处，弯曲仿真得到的力-位移和弯矩-位移的关系曲线。在撞击前期阶段，肌肉、脂肪等软组织的缓冲作用走势较为平缓且应力较小，在位移约为 34mm 后曲线曲率变大，因为软组织被压缩到接近极限（大腿近心端 1/3 处软组织厚度约为 38mm），冲击块开始撞击股骨，使股骨受力变形。在位移约为 65mm 时股骨骨折模型失效，此时的撞击力为本次仿真中最大的撞击力，约为 5.7kN，此时的弯矩为本次仿真中最大的弯矩，约为 660N·m。大腿近心端 1/3 处弯曲仿真结果的数据可用于类似的仿真中，如汽车撞击人体位置为大腿近心端 1/3 处。

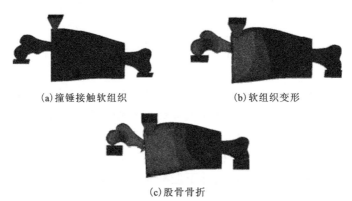

(a) 撞锤接触软组织　　　　　　　(b) 软组织变形

(c) 股骨骨折

图 6.30　大腿近心端 1/3 处仿真过程图

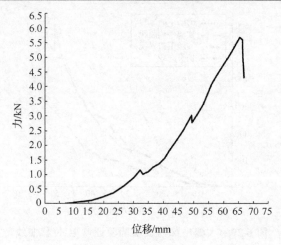

图 6.31　大腿近心端 1/3 处仿真力-位移曲线

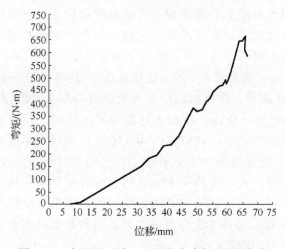

图 6.32　大腿近心端 1/3 处仿真弯矩-位移曲线

6.4　人体髋部有限元模型的应用

　　人体髋部的易损伤性使得针对人体髋部的研究越来越重要。本章建立了人体髋部组织有限元模型,并将所建立的人体髋部组织有限元模型进行应用:①应用到假肢接受腔中硅胶垫的弹性模量的优选中,分析了不同弹性模量的硅胶垫对残肢末端的应力影响,从而优选出硅胶垫的最佳弹性模量;②应用到长筒丝袜对人体下肢压力舒适性研究中,分析人体下肢在穿着长筒丝袜时的应力和应变的分布状态与量化值。

6.4.1 模型在着袜舒适性设计中的应用

袜子绷紧在人体下肢表面时，面料会发生相应的形变以适应人体软组织及姿势的变化，面料变形产生的内应力主要包括拉伸、剪切和弯曲等应力，这些力的合力在接触面的垂直方向上会对人体产生压力。袜子的穿着舒适性直接影响人们的身心健康，着袜时要求松紧合适，过大的袜口压力会导致腿部血液流通不畅，产生疼痛感，过小的袜口压力则会使袜子滑脱。谢文颖[18]研究了无跟女短袜的袜口压力舒适性，采用岛津 AG-10 材料实验机对袜口材料的拉伸性能进行测试，结合穿着感受，得出袜口对人体没有压迫不舒服感的拉伸张力范围。竺敏[19]研究了女短袜的袜口压力舒适性，通过测量成年女性小腿受压部位的腿模尺寸、足跟围尺寸和袜口的压力值，对不同松紧程度以及不同原料生产的短袜进行了穿着的主观舒适性评价实验。这些研究的价值是通过实验给出了舒适的袜口压力范围，但是这些分析不能定量反映袜口压力在人体下肢的分布规律和关键部位的压力大小，本节采用基于肌肉群的人体下肢有限元模型对女性长筒袜的袜口舒适性进行仿真，给出定量的评测结果。仿真获得的袜口压力的分布规律等定量信息，对于不同的穿着者以及不同材料和型号的长袜或短袜都能方便地给出评价与建议。

将建立的大腿几何模型导入 UG 软件，在袜口部位建立宽度为 15mm、厚度为 1mm 的袜口。袜口选用目前最常用的材料锦纶(90%)和氨纶(10%)，弹性模量为 142.79MPa，泊松比为 0.2024。有限元模型包括 73068 个单元和 14598 个节点，在着袜下肢模型的近心端表面和远心端表面施加约束。Momota 等[20]研究发现，男性着短袜时感觉舒适的大致压力范围为：袜口 1.33kPa，踝部 666.5Pa～1.33kPa。中桥美幸等[21]研究了青年和中年女性在穿着棉质中筒袜时的小腿前部和后部的不同压力值，发现小腿前部的压力值为 0～25kPa 时，小腿的后部还不能明显感受到服装压的变化；当服装压超过 25kPa 时，小腿的后部才能比较敏感地感受到服装压的变化；小腿前部的压力舒适值小于后部，且小腿前部的受压状态对整个袜子的压力舒适感影响最大。Tsujisaka 等[22]着重研究了不同年龄男士穿着短袜时袜口压力值与压力感之间的关系，认为袜口舒适压力值为 (2.02±0.29)kPa。由于没有大腿部位袜口舒适的压力范围，本节参考以上研究成果选取压力大小为 25kPa，进行有限元分析。袜口位置应力的有限元分析结果如图 6.33 所示，袜口位置变形量的有限元分析结果如图 6.34 所示。从图 6.33 中可以看出稳态时大腿前部和后部的应力值不同，大腿前部应力范围为 3.25～6.5kPa，大腿后部应力范围为 2.6～5kPa，说明在相同压力作用下，大腿前部的压应力值比大腿后部大，大腿前部对压力的感受比大腿后部敏感，所以大腿前部的袜口压力舒适性会小于大腿后部，这个结论与中桥美幸等对小腿部位着袜舒适性研究的结果相同。从

图 6.34 可以看出，大腿前部软组织变形量为 0.06~0.28mm，大腿后部软组织变形量为 0.06~0.4mm。

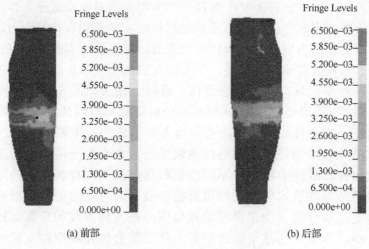

(a) 前部　　　　　　　　　　　　　　　(b) 后部

图 6.33　应力的有限元分析结果

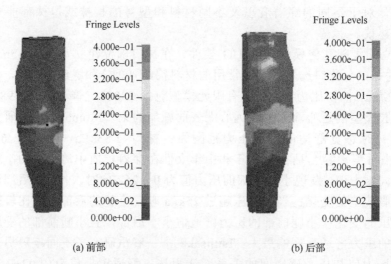

(a) 前部　　　　　　　　　　　　　　　(b) 后部

图 6.34　变形量的有限元分析结果

6.4.2　模型在假肢接受腔设计中的应用

假肢接受腔的设计会影响残肢末端的受力情况，进而影响残肢受到损伤的程度。假肢接受腔与残肢末端之间力的缓冲主要是靠假肢接受腔中的硅胶垫来完成的。一个具有合适弹性模量的硅胶垫能够给残肢患者带来更加舒适的体验，目前市场上有很多不同弹性模量的硅胶垫供选择，利用本节提出的下肢有限元模型建模方法，通过力学仿真实现硅胶垫的弹性模量的优选。本节所建立的残障人士的残肢模型来源于志愿者的 CT 数据与 MRI 数据。

按照 Zhang 等[23]提出的方法，依据大腿残障人士在假肢辅助下行走时的特点，将仿真过程分解成两个部分：第一部分通过在残肢的近心端施加基础力进行大腿残障人士穿戴假肢接受腔的过程仿真，基础力为 50N，并在假肢接受腔的末端施加约束，从而模拟大腿残障人士将残肢固定到假肢接受腔中，为了提高结果的准确性，我们把假肢接受腔和残肢间的接触类型定义为摩擦，摩擦系数设置为 0.5，接触方式选用面-面接触；第二部分对大腿残障人士在假肢辅助下站立姿态时的残肢受力进行仿真，在保持第一部分仿真结果的前提下，对残肢近心端施加固定约束，将地面对接受腔远心端的作用力设置为 500N，方向为垂直地面。第一部分和第二部分的载荷、约束如图 6.35 所示。

在第一部分仿真中，模拟大腿残障人士将残肢固定到假肢接受腔中。残肢软组织应力云图和残肢骨骼组织应力云图分别如图 6.36 和图 6.37 所示。从仿真结果可以看出：硅胶垫弹性模量为 2.5MPa 时软组织应力最小，最大值为 10.11kPa。该值比硅

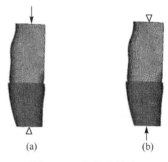

图 6.35　载荷和约束

胶垫弹性模量为 1.5MPa 时的最大应力 10.19kPa 和硅胶垫弹性模量为 3.5MPa 时的最大应力 10.3kPa 都要小。硅胶垫弹性模量为 2.5MPa 时骨骼组织应力最小，最大值为 2026kPa。该值比硅胶垫弹性模量为 1.5MPa 时的最大应力 2111kPa 和硅胶垫弹性模量为 3.5MPa 时的最大应力 2161kPa 都要小。结果表明，残肢软组织的应力和残肢骨骼的应力随着硅胶垫的弹性模量的变化而变化，两者变化的规律相同。由于基础力较小，这一部分的仿真结果中，残肢软组织和残肢骨骼组织的应力都较小，它们因为硅胶垫的弹性模量的不同而变化的幅度也较小。但是从这些微小

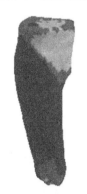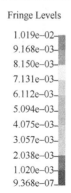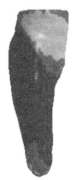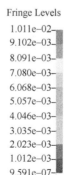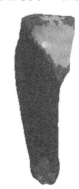

图 6.36　残肢软组织应力云图

的变化中，我们仍然可以得出，硅胶垫的弹性模量并不是越小越好，也不是越大越好，硅胶垫的弹性模量过大和过小对残肢的保护都无益处。进一步的详细结论我们需要结合第二部分对大腿残障人士在假肢辅助下站立姿态时残肢受力的仿真分析的计算结果进行总结。

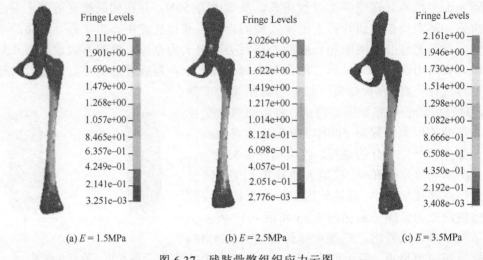

(a) $E = 1.5\text{MPa}$　　　　(b) $E = 2.5\text{MPa}$　　　　(c) $E = 3.5\text{MPa}$

图 6.37　残肢骨骼组织应力云图

在第一部分仿真结果的基础上，我们进行了第二部分对大腿残障人士在假肢的辅助下站立姿态时残肢受力进行仿真分析。残肢软组织应力云图和残肢骨骼组织应力云图分别如图 6.38 和图 6.39 所示，从第二部分仿真结果可以看出：硅胶垫弹性模量为 2.5MPa 时软组织应力最大值为 91.1kPa，该值小于硅胶垫弹性模量为 1.5MPa 时的最大应力 91.15kPa。硅胶垫弹性模量为 2.5MPa 时骨骼组织应力

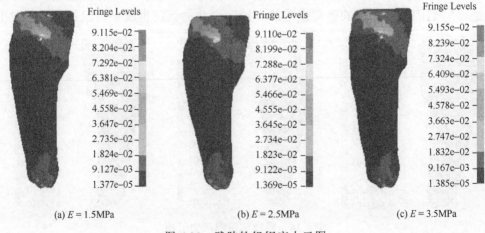

(a) $E = 1.5\text{MPa}$　　　　(b) $E = 2.5\text{MPa}$　　　　(c) $E = 3.5\text{MPa}$

图 6.38　残肢软组织应力云图

最大值为 16290kPa，该值小于硅胶垫弹性模量为 1.5MPa 时的最大应力 16510kPa。仿真结果说明，并不是弹性模量越小对残肢的保护越好。因为当硅胶垫弹性模量比较小时，硅胶垫极容易被压变形，不能承受重力，起不到很好的缓冲作用。硅胶垫弹性模量为 2.5MPa 时的软组织最大应力 91.1kPa，小于硅胶垫弹性模量为 3.5MPa 时的最大应力 91.55kPa，硅胶垫弹性模量为 2.5MPa 时骨骼组织最大应力 16290kPa，小于硅胶垫弹性模量为 3.5MPa 时的最大应力 16330kPa。仿真结果说明，并不是弹性模量越大对残肢保护越好，因为弹性模量过大，硅胶垫变硬，起不到很好的缓冲作用。经过优选，得出该例残障人士选取假肢硅胶垫的最佳弹性模量为 2.5MPa。

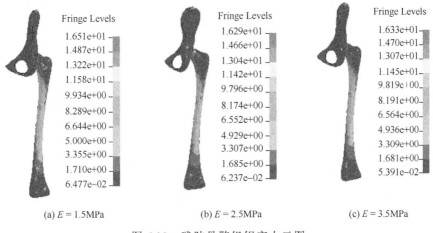

(a) $E = 1.5$MPa   (b) $E = 2.5$MPa   (c) $E = 3.5$MPa

图 6.39 残肢骨骼组织应力云图

综上所述，本章所建立的人体下肢有限元模型较精确，能够用于着袜舒适性分析和残肢-假体接受腔的仿真。该下肢模型未来还可以建立更加细致的几何模型，同时，为了进一步提高模型的精确性，未来还需要进行更多样本的仿真结果与实验的验证，通过更丰富的对比验证结果，进一步优化模型的材料参数和有限元网格参数。

6.5 本章小结

本章以人体髋部组织为研究对象，根据人体髋部组织生理解剖结构以及其生物力学特性建立了人体髋部组织有限元模型。与以往不同的是本章中不再将所有软组织看作一类肌肉建立肌肉有限元模型，而是将软组织根据其生理解剖结构、功能以及各自的生物力学特性更详细地划分为皮肤、脂肪和四个肌肉群，建立了皮肤有限元模型、脂肪有限元模型和四个肌肉群有限元模型，使模型更加真实地呈现人体髋部生理解剖结构并且更加准确地反映其生物力学特性。从而建立了一个能更好地显示人体髋部组织在各种工况下的变形和受力等情况，能够更准确地分析人体髋部组织的机理，为人体髋部组织的研究提供有力支持的有限元模型。

本章基于所建立的人体髋部组织模型建立着袜下肢有限元模型，以长筒袜对人体下肢压力舒适性为研究目标，分析人体下肢在穿着长筒袜时的应力和应变的分布状态与量化值，为人体下肢的压力舒适性研究以及袜织物结构和袜口弹力的设计提供一定参考。

本章根据大腿弯曲实验对所建立的人体髋部组织有限元模型进行仿真，从而验证所建立的人体髋部组织有限元模型的有效性。最后在人体髋部组织有限元模型的基础上，建立了残肢-假肢接受腔有限元模型，并对大腿残肢站立状态进行仿真，通过仿真结果对假肢接受腔的设计优化提出指导意见。

参 考 文 献

[1] 吴江生. 皮下组织的结构和功能. 生物学通报, 1988, 7(1): 13-15.

[2] 王沐楠. 虚拟骨科手术系统人体组织建模方法综述. 哈尔滨理工大学学报, 2011, 16(6): 17-21.

[3] 李海. 虚拟手术中软组织形变仿真研究. 济南: 山东大学, 2009.

[4] 王沐楠, 王树峰, 李长青, 等. 非均匀各向异性骨建模. 哈尔滨理工大学学报, 2013, 18(1): 27-31.

[5] Wismans J M, Janssen E G, Beusenberg M, et a1. Injury Biomechanics. 3rd Ed. Netherlands: TNO and Eindhoven University, 2000.

[6] Chawla A, Mukherjee S, Soni A, et al. Effect of active muscle forces on knee injury risks for pedestrian standing posture low-speed impacts. Proceedings of the IRCOBI, Maastricht, 2007: 95-112.

[7] Kim Y S, Chio H H, Cho Y N, et al. Numerical investigations of interactions between the knee-thigh-hip complex with vehicle interior structures. Stapp Car Crash Journal, 2005, 49(11): 85-115.

[8] 李正东, 刘宁国, 黄平, 等. 下肢有限元模型的建立及损伤机制重建. 中国司法鉴定, 2012(6): 37-42.

[9] 杜现平, 曹立波, 张冠军, 等. 人体下肢三维有限元模型在交通损伤中的应用研究进展. 汽车工程学报, 2014, 4: 235-244.

[10] 冯元祯. 生物力学: 活组织的力学特性. 戴克刚, 鞠烽炽, 译. 长沙: 湖南科学技术出版社, 1986.

[11] Gladilin E, Zachow S, Deuflhard P, et al. A biomechanical model for soft tissue cimulation in

craniofacial surgery. International Workshop, 2001, (4): 137-141.

[12] Singer S, Klejman S, Pinsker E, et al. Ankle arthroplasty and ankle arthrodesis: gait analysis compared with normal controls. Journal of Bone and Joint Surgery (American), 2013, 95(24): e191(1-10).

[13] Ruan J, EI-Jawahri R, Chai L, et al. Prediction and analysis of human thoracic impact response and injuries in cadaver impacts using a full human body finite element model. Stapp Car Crash Journal, 2003, 47: 299-321.

[14] 韩勇, 杨济匡, 李凡. 汽车-行人碰撞中人体下肢骨折的有限元分析. 吉林大学学报, 2011, 41: 6-11.

[15] Beillas P, Lavaste F, Nicolopoulos D, et al. Foot and ankle finite element modeling using CT-scan data. Stapp Car Crash Journal, 1999, 43: 1-14.

[16] Kerrigan J R, Drinkwater D C, Kam C Y. Tolerance of the human leg and thigh in dynamic latero-medial bending. International Journal of Crashworthiness, 2004, 9(6): 607-623.

[17] Kerrigan J R, Bhalla K S, Madeley N J, et al. Experiments for establishing pedestrian-impact lower limb injury criteria. SAE 2003 world Congress & Exhibition, Warrendale, 2003.

[18] 谢文颖. 无跟女短袜袜口压力舒适性研究. 上海: 东华大学, 2005.

[19] 竺敏. 女短袜袜口的压力舒适性研究. 上海: 东华大学, 2006.

[20] Momota H, Makebeete H. A study of clothing pressure caused by Japanese women's high socks. Journal of the Japan Research Association for Textile End-Uses, 1993, 34: 175-186.

[21] 中桥美幸, 诸桥晴美. 下腿部前面および后面の强度が感觉に与る影響. Japan Res Assn Text End-Uses, 1999, 40(10): 49-55.

[22] Tsujisaka T, Azumaete Y. Comfort pressure of the top part of men's socks. Textile Research Journal, 2004, 74(7): 598-602.

[23] Zhang M, Roberts C. Comparison of computational analysis with clinical measurement of stresses on a below-knee residual limb in a prosthetic socket. Medical Engineering & Physics, 2000, 22(9): 607-612.

第 7 章 虚拟手术操作区自主选择算法

有限元计算的基本原理是基于三维几何模型、材料的力学特性、外加载荷和边界条件等因素,将连续的弹性体离散为有限个网格单元,这些网格单元通过节点间的相互接触,实现单个节点的运动可以带动与之相连的其他节点的运动。但是在虚拟手术培训系统中利用有限元计算肌肉形变的时候,由于整体刚度矩阵过大,有限元的计算速度比较慢,所以本章给出一种操作区自主选择算法,这种算法可以缩小软组织形变计算中的整体刚度矩阵,加快软组织形变计算速度。

7.1 红 黑 树

红黑树(red-black-tree)是一种二叉查找树,它在每个节点上额外增加一个存储位用于表示节点的颜色,可以是 Red 或 Black。红黑树是在计算机算法中经常使用的一种数据结构,其典型用途是关联数组的实现[1]。红黑树通过对任何一条从根到叶子的路径上各个节点颜色规则的限制,使得红黑树中没有一条路径会比其他的路径长出两倍,因此红黑树是接近平衡的。除了二叉查找树的一般要求以外,对于任何有效的红黑树都有如下的要求。

性质 1:节点颜色为红色或黑色。

性质 2:根节点为黑色。

性质 3:每个叶节点为黑色。

性质 4:每个红色节点的两个子节点皆为黑色。

性质 5:从任一节点到其每个叶子的所有路径都含有相等数目的黑色节点。

正是以上 5 种性质使得红黑树是一种平衡的查找树。查找、插入与删除最坏情况的时间复杂度也只是红黑树的高度,而红黑树的高度是总节点数的对数级别,这使得红黑树在最差的情况下依然高效。

树在一般的情况中是一种很优秀的数据结构,它所实现的插入、查找和删除等操作都非常高效。但在实际的使用中可能会出现最坏情况,这个时候插入、查找和删除操作就很费时间,性能难以保证。但如果在树中插入节点的时候可以按一定规则进行动态调整,就可以使整个树在插入的过程中一直保持相对平衡。红黑树复杂,但其操作有良好的最坏情况运行时间,且在实践过程中较为高效:可以在 $o(\log_2 n)$ 时间内插入、查找和删除($o(\log_2 n)$ 中的 n 是树中元素的数目)。它的统计性能优于平衡二叉树(AVL-树)，所以红黑树应用很广，如字典的实现、关联数组等。

7.2　四面体单元拓扑重构

7.2.1　数据文件读取

髋部虚拟手术培训系统的离线模块最终导出的是一个数据文本，数据文本内部记录了肌肉模型的所有点的信息，该数据文本如图 7.1 所示。点坐标信息如图 7.2 所示，四面体单元的信息如图 7.3 所示。

```
mesh3d
dimension
3
geomtype
0

# surfnr    bcnr    domin   domout      np        p1        p2        p3
surfaceelements
14730
          2       1       1        0        3         1         2       420
          2       1       1        0        3         5         4       421
          2       1       1        0        3         5         6         7
          2       1       1        0        3         3         9       422
          2       1       1        0        3         8        10       423
```

图 7.1　表面三角面片的信息

```
#               X               Y               Z
points
23171
   297.0006000000000200    131.4312090000000000   -1612.5616000000000000
   297.0618640622325900    129.7778617590547600   -1612.2212794145132000
   297.1739000000000000    128.6150089999999900   -1611.8795000000000000
   297.9075000000000300    129.4881090000000100   -1610.7783999999999900
   297.9133328352919000    128.3786854998776100   -1610.9808176122381000
```

图 7.2　点坐标信息

```
# matnr       np        p1       p2       p3       p4
volumeelements
113904
1 4 23169 326 325 309
1 4 3721 4123 10756 3864
1 4 8308 16040 8310 8339
1 4 18044 16524 16522 18043
1 4 23171 545 165 169
1 4 1296 786 1202 7811
1 4 15977 10162 9208 17318
1 4 23169 325 326 327
1 4 23171 545 538 582
1 4 2672 2294 10094 2878
1 4 349 23159 348 380
1 4 3214 10442 13201 10089
1 4 15613 8006 14079 15634
1 4 8863 621 8809 1107
```

图 7.3　四面体单元的信息

　　由于虚拟手术系统离线模块导出的数据文件存储于硬盘中，并非存储于内存中，所以虚拟手术培训系统在线模块无法直接调用离线模块的导出信息，需要设计一个适用于该数据文本的读写程序。基于该需求，我们利用 C++语言自主设计了一个读取离线模块输出的信息文本的信息读取类，其中提供了两个静态函数，一个是 load_model 函数，主要用于读取三角面片信息、点的信息以及四面体单元的信息；另一个 load_modeMao 函数则在读取过程中同时反馈模型 z 方向的最大最小值。类的部分代码如下：

```cpp
class CMyFile
{
public:
    static void load_model(char *filename,
        vector<Vertex>&pointlist,
        vector<Vertex>&pointlist1,
        vector<Triangle>&trianglelist,
        vector<TEN>&tetlist);
        static void load_modeMao(char* filename,
        vector<Vertex>&pointlist,
        vector<Triangle>&trianglelist,
        vector<TEN>&tetlist,
        double &d_z_min,double &d_z_max);
};
```

7.2.2　三角面片信息压缩

　　三角形总是由三个点构成，而点在模型中都是有自己的唯一的序号 M，所以只要记录了三个点的序号 X_1、X_2 以及 X_3，那么就相当于记录了三角形的形状以及其所在空间的位置，如图 7.4 所示。这里三个点的序号 X_i 是关联着点的结构体数组中的一个结构体，单个点的结构体的代码如下：

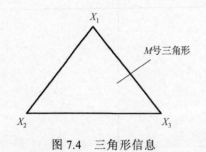

图 7.4　三角形信息

```cpp
struct Vertex
{
    float x;
    float y;
    float z;
};
```

　　从点的序号可以找到点的三维坐标，因此只要设计一个数据结构可以把三角形的三个顶点记录下来就相当于记录了一个三角形的空间位置。int64 是一种数据类型，它占用了 64B 的内存空间。64B 可以分为三份内存,也就是每份约 21B,而 21B 可以表示的最大数字就超过了 209 万,那么只要节点数目在 209 万以内,便可以借助数据类型 int64 将三角形的三个点存储。这种情况下,就可以使用 int64 来间接抽象地表示一个三角形,利用上述方法,可以方便地使三角面片的信息参与搜索、存储、排序等各种操作。

这里有两种方法可以将三角面片的点的信息存入 int64 中。一种方式是使用位操作将三个点的信息存入,具体操作就是利用左移以及位与操作将点的序号存入数据结构 int64 中。如果三角形的顶点 A、顶点 B 与顶点 C 在 int64 中的存储方式如图 7.5 所示,对于顶点 B,其对应的序号为 x,要压缩的 int64 变量为 trangle_point,那么可以使用如下的方式:

$$\text{trangle\_point}+=x<<21 \tag{7.1}$$

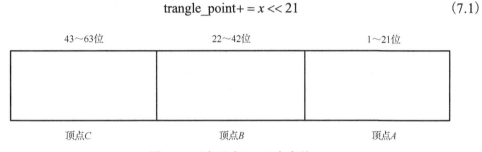

图 7.5　三角形在 int64 中存储

另一种方式则是将 C++语言中的联合体与结构体两种复合数据类型配合使用。其中联合体是使几个不同类型的变量共占一段内存(相互覆盖),结构体把不同类型的数据组合成一个整体。这里结构体变量所占内存长度是各成员占的内存长度的总和。共同体变量所占内存长度是各最长成员占的内存长度。本章使用的就是第二种方式,利用联合体与结构体配合来完成三角面片信息压缩。其结构如下:

```
struct s_triangle
{
    unsigned int a : 21;
    unsigned int b : 21;
    unsigned int c : 22;
};
union u_triangle
{
    int64_t info;
    s_triangle s_info;
};
```

　　三角形的信息压缩后的变量类型就是 union u_triangle 的类型，想要获取内部三角形的顶点序号，可以直接利用内部的 s_info 变量来得到三个顶点序号。同样，压缩信息也可以利用 s_info 中的 a、b 与 c 变量直接存入。

7.2.3　拓扑结构的重构

　　虚拟手术培训系统的离线系统得到的信息文本中，存储了网格划分后所有点的序号、点的空间坐标 (x, y, z)、表面三角面片的序号、三角面片与点集合的关系、四面体单元与点集合的关系。根据这些关系，我们可以快速地从一个已知的四面体单元信息获得其组成的点的信息，但是无法快速获得其是否包含表面三角面片，也就是无法直接确定该四面体单元是否是边界单元，更没办法根据该表面三角面片获得其四面体单元的信息，也没有办法获得其相邻三角面片的信息。为了解决这个问题，我们设计了一个数据结构，对所有的四面体进行拓扑重构，根据一个三角面片快速找到相邻的三角面片。

　　因为当前测试的四面体单元数目并没有达到百万级别，所以选择的是红黑树作为核心的数据结构，如果内存足够，而且四面体单元的数目达到了百万级别，那么可以将核心的数据结构使用 hash-table 来进行替换。本章借助红黑树，将所有的四面体单元关联起来。红黑树的 key 为 int64_t，而 value 是一个结构体，该 value 内部是两个四面体单元的序号。

　　value 结构体的定义如下：

```
struct Fast_Search_INFO
{
    int iElementA;
    int iElementB;
};
```

　　该拓扑关系则存储于 map<int64_t,Fast_Search_INFO>&map_info 中，当上述 Fast_Search_INFO 中两个四面体单元 iElementA 与 iElementB 公共的三角面片相关信息压缩后即为红黑树中的 key。

　　在 map_info 中，现在存储的就是本章想要的四面体单元的新的拓扑关系，将四面体单元的每一个三角面片的信息压缩后作为关键字存储于红黑树或者哈希表中，然后每一个关键字都直接关联着一个或者两个四面体单元序号，当前的关键字则是属于两个四面体单元的公共三角面片。利用该拓扑关系，如果知道一个四面体单元 A 后，想要获取其邻边的四面体单元，可以获取 A 的四个三角面片的信息压缩值，这个值作为 key，在 map_info 中可以快速搜索到对应的四面体单元。

7.3　系统规模筛选系数设计

根据圣维南原理，分布于弹性体上一块小面积(或体积)内的载荷所引起的物体中的应力，在离载荷作用区稍远的地方，基本上只同载荷的合力和合力矩有关。也就是说，对于体积或表面积较大的一个弹性体，离受力点较远的区域的形变可忽略不计。因此，减少系统的计算规模是在保证软组织力学特性精度的同时提高计算效率的有效手段之一。在本章中，我们提出一种以受力单元为中心，筛选出参与计算单元集合的方法，通过降低矩阵的计算量来达到加速有限元计算的目的。

如图 7.6 所示，假设受力点或碰撞点所在的网格单元为四面体单元 A_1，其中 i_1、j_1、m_1 和 p_1 为四面体单元 A_1 的四个顶点，四面体单元 A_2 由 i_1、p_1、m_1 和 j_2 四个顶点组成，并与四面体单元 A_2 共用三角面片 A，n_1 和 n_2 分别为四面体单元 A_1 和 A_2 的内心。现给出一个系统筛选系数 a，当两个四面体单元的内心距离 $\left|\overrightarrow{n_1 n_2}\right|$ 满足如式(7.2)所示的关系时，则将四面体单元 A_2 列入参与计算的单元集合。

$$\left|\overrightarrow{n_1 n_2}\right| \leqslant a \cdot R \tag{7.2}$$

式中，R 为受力单元内部一个特征长度，可以是内接圆的半径、外接圆的半径或者四面体最大边长，如 $\left|\overrightarrow{i_1 m_1}\right|$。

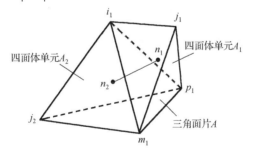

图 7.6　筛选系数的选择

接着开始判断四面体单元 A_1 中与其他三角面片共用的四面体单元是否满足式(7.2)，然后分别判断其他相邻单元四面体单元的各自相邻单元，直到不满足式(7.2)为止。图 7.7 所示为本章提出的加速算法的网格的受力情况，图中深灰色单元为受力单元或碰撞检测模块所检测出的单元，浅灰色单元为被列入参与计算单元的集合，其余无填充颜色单元为近似认为不发生形变的单元，不参与形变计算。如果受力单元为多个单元，则对计算单元进行多次筛选，筛选次数等于受力单元个数，并将所有检测出的单元刚度矩阵进行统一组装。当受力点恰好在模型的网格节点上时，也会出现多个受力单元，同时按多个单元受力的情况处理计算

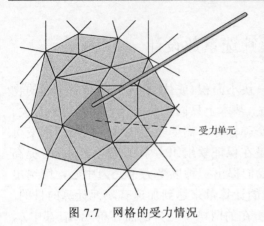

图 7.7　网格的受力情况

单元的筛选。建立边界条件之后，on-line 状态下只需要计算包括受力单元在内的灰色单元集合以及灰色单元集合与无填充颜色单元的公共交界区域的形变即可。

因筛选出的单元集合的单元序号与节点序号不连续，为了计算方便，需要将新生成的单元与节点重新排序。然后给出单元与节点的原序号与新序号之间的映射关系，实现计算的形变结果与模型坐标的一一对应。

7.4　肌肉可视化实现

OpenGL 是指定义了一个跨编程语言、跨平台的编程接口规格的专业图形程序接口，它实质上是一个 3D 图形和模型库，具有极快的渲染速度。OpenGL 作为行业领域中最广泛接纳的 2D/3D 图形 API，它的设计目标便是作为一种流线型、独立于硬件的接口，并在许多类型的硬件平台上实现此接口。OpenGL 具有建模、视图变换、颜色、光照、纹理贴图以及透明等功能和效果。OpenGL 允许我们创建具有交互功能的程序，可以产生或者移动三维物体的彩色图像。OpenGL 包含的函数超过 700 个，它作为一种流线型的、独立于硬件的接口，可以在不同的平台如 Windows、UNIX、Mac OS 之间进行移植。

7.4.1　肌肉可视化设计

可视化的实现，是利用 OpenGL 的接口函数完成肌肉网格到网格的绘制，用于实现在肌肉形变过程中动态地在计算机屏幕中展现出变形的全过程。想要将软组织的全貌绘制出来，只需绘制基础的三角面片。只要一个三角面片能够绘制出来，那么整个肌肉可以迭代绘制。这里我们对于一个空间的点设计了一个结构体 struct Vertex 进行存储，然后设计一个函数 void Draw_Triangle（Vertex V1,Vertex V2,Vertex V3）进行三角面片的绘制。

在我们手术培训的过程中，虚拟手术培训系统是按照真实环境进行渲染模拟手术的。操作人员只能看到最外面的一层，即使在手术过程中进行切割操作，那么切开组织的表面已经不是内部单元了，也成为边界的单元，我们可以看到的依旧是边界的三角面片，所以在显示的过程中，只需要显示表面的三角面片就可以了。因此在动态显示一个模型的时候，只需要对模型中所有的边界三角面片调用

Draw_Triangle 函数就可以达到绘制的目的，其显示如图 7.8 所示。肌肉可视化的流程如图 7.9 所示。

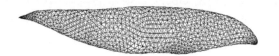

图 7.8　肌肉网格可视化

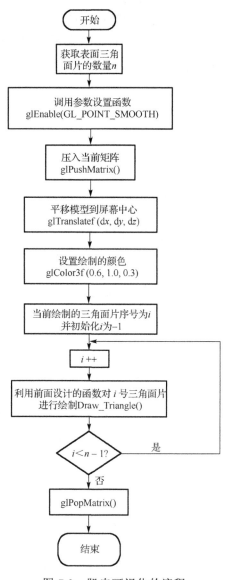

图 7.9　肌肉可视化的流程

7.4.2　物体的移动实现

　　模型的移动操作主要是利用 OpenGL 提供的基础 API 函数来辅助实现空间的位置变换以及放大、缩小。本章中使用 C++语言并借助 OpenGL 提供的 API 函数实现模型的移动操作：利用 glScalef() 实现模型在屏幕中的大小，利用 glTranslatef() 实现模型的移动，利用 glRotatef() 实现模型的旋转。由于物体的移动、放大、缩小以及旋转都是连贯的操作，所以我们需要将这些变量都记录到一个集合中，方便对这些变量进行增量的变化，从而使得产生的空间的变化是连续的。我们对该移动设置了一个类对所有的变量进行存储，其在类中如下所示：

```cpp
static GLfloat zoom_in_All;
static GLfloat zoom_out_All;
static GLfloat up_All;
static GLfloat down_All;
static GLfloat Left_All;
static GLfloat Right_All;
static GLfloat theta_All[4];
static std::vector<Vertex>& PointListS1;              //肌肉的显示
static std::vector<Triangle>& TriangleListS1;         //肌肉的显示
static std::vector<TEN>& TetrahedronListS1;           //肌肉的显示
static std::vector<Vertex> VectorKnifePoint;
static std::vector<Triangle> VectorKnifTriangle;
static std::vector<TEN> VectorKnifeTetrahedron;
static bool bTrangle;                    //显示三角面片还是四面体
static int g_nNum;                       //用于缓慢显示
static bool bSlowShow;                   //是否需要缓慢显示
static GLfloat diffuseMaterial[4];
```

　　因为需要借助键盘来对模型的空间位置进行改变，所以我们利用 C++自主设计了一个显示函数 void display(void) 以及一个键盘相应的回调函数 void keyboard(unsigned char key, int *x*, int *y*)，其功能是使键盘上不同按键对应虚拟手术中模型的不同动作。

7.4.3　双物体的独立操作实现

　　当手术刀与人体组织模型进行独立操作的时候，手术刀与人体组织模型共用一组位置的变量，会导致键盘的操作对于模型产生的效果是同步的。如果使用两组位置的变量，按照原来的显示方式只能显示出后显示的模型，此时遇到了两者无法独立运行的问题。本章采用的方法是前面一个模型正常绘制，第二个模型首先在 OpenGL 栈顶设置一个新的变换矩阵，将后面的位置变换的矩阵累积到栈顶的新的矩阵，从而解决两者不同的变化。双物体的独立移动实现的流程框图如图 7.10 所示，手术刀在大腿肌肉上双物体移动的程序效果如图 7.11 所示。

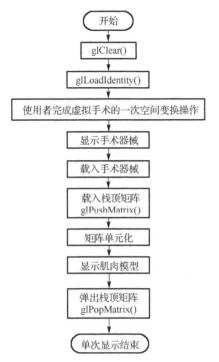

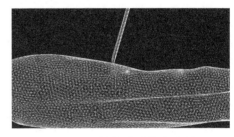

图 7.10　双物体的独立移动实现的流程框图　　　　图 7.11　双物体移动的程序效果

7.5　操作区自主选择算法在软组织形变中的实现

7.5.1　肌肉组织的非线性超弹性模型

　　根据人体软组织的生物材料特性，可判断人体软组织属于超弹性材料的范畴。超弹性材料指的是变形与外力做功有关的弹性材料。一般超弹性材料存在一个和变形有关的弹性势能（应变能密度）函数 W，该应变能密度函数对应变分量的导数是对应的应力分量。非线性弹性材料的变形是可以完全恢复的，只是其应力和应变的关系不满足胡克定律，而是和弹性势能函数有关，二者的关系是非线性的。

　　超弹性材料的应变能密度函数是以应变张量的三个主不变量表示的应变能密度函数。如果材料不可压缩或者是近似不可压缩，那么该材料通常称为 Rivlin 材料。如果材料的模型只有一次项，称为 Mooney-Rivlin 材料[2]。该类型的方程主要有如下几种。

1. Mooney-Rivlin 模型

$$W = C_{10}(I_1 - 3) + C_{01}(I_2 - 3) + \frac{1}{d}(J - 1)^2 \tag{7.3}$$

式中，W 是应变能密度函数；I_1、I_2 分别是应变张量的第一、第二主不变量；C_{10}、C_{01} 分别是材料常数系数；J 是弹性体积比；d 是与温度相关的常数。

1840 年，Mooney 使用该模型来描述橡胶材料[3]。后来有一些研究把该模型用于人体肌肉组织的建模当中[4,5]，方程中的 C_{10}、C_{01} 是与刚度相关的材料常数系数，本身没有确切的物理意义，仅作为实验数据的回归系数处理。该模型形式简单，其应力-应变是近似线性的关系，而且不能预测多轴加载数据[6]。当材料为不可压缩的情况下（$J=1$），式（7.3）可以简化成如下形式：

$$W = C_{10}(I_1 - 3) + C_{01}(I_2 - 3) \tag{7.4}$$

人体肌肉组织具有近似不可压缩特性，所以本章介绍的所有超弹性应变能密度函数也都是考虑不可压缩的情况（$J=1$）的转化模型。

2. 多项式模型

$$W = \sum_{i,\ j=0}^{\infty} C_{ij}(I_1 - 3)^i (I_2 - 3)^j \tag{7.5}$$

式中，C_{ij} 为 Rivlin 系数。

Rivlin 提出多项式（7.5）完善了 Mooney 推导出的式（7.3），其中多项式模型的展开式中前两项就是 Mooney-Rivlin 公式，即式（7.4）。如果保留多项式模型展开式的第一项，那么就称该模型为 Neo-Hookean 模型[7]。在常用的三阶张量表达式中该模型的参数达到 9 个，虽然多项式模型的拟合精度比较高，但是过多参数和未知量的高阶层数给计算的复杂程度又提高了一个台阶，因此不切实际。根据该模型，后来又发展出几种其他形式的应变能函数。

3. 指数形式和对数形式的模型

$$W = \frac{C_1}{2C_2}(e^{C_2(I_1 - 3)} - 1) \tag{7.6}$$

式（7.6）表示指数模型，该模型由冯元桢和 Demiray 提出，并应用于人体软组织的变形[8]。

$$W = -C_1 \ln(1 - C_2(I_1 - 3)) \tag{7.7}$$

式 (7.7) 表示对数模型，该模型由 Takamizawa 和 Hayashi 提出[9,10]。

与多项式模型相比较，指数形式模型和对数形式模型减小了参数的复杂程度，但这两种模型更多地用在单独的拉伸或压缩实验上，而反复拉伸或压缩实验则更常用多项式模型。

4. 指数和多项式混合模型

$$W = C_1(e^{\beta(I_1-3)} - 1) + C_2(I_2 - 3) \tag{7.8}$$

1970 年，Veronda 等[11]基于多项式模型进行改进后提出该模型，并应用到猫的皮肤组织上，又称为 Veronda 模型，对于不可压缩的材料 $C_2 = -C_1\beta/2$，其中 β 与 C_1、C_2 一样都是材料常数。后来Pioletti等[12]针对不可压缩的各向同性超弹性特性，将该模型进行如下的简化：

$$W = C_1 e^{\beta(I_1-3)} - \frac{C_1\beta}{2}(I_2 - 3) \tag{7.9}$$

Buchler 等[13]将该简化模型 (7.9) 运用到肩关节周围肌肉组织中，设定材料参数 $C_1 = 1.2\text{MPa}$、$\beta = 1.0$。相比于多项式模型，Veronda 模型的材料常数简化到两个，降低了模型计算复杂度；而相比于指数模型或对数模型，Veronda 模型能更好地体现出材料的力学特性。因此，Veronda 模型一直受到较多学者的青睐。

另一类以三个主伸长率表示的独立函数。该类型的方程主要有如下几种。

1. Valanis-Landel 模型

$$W = \omega(\lambda_1) + \omega(\lambda_2) + \omega(\lambda_3) \tag{7.10}$$

其中

$$\omega(\lambda) = \sum_{i=0}^{\infty} A_i \lambda^{2i} \tag{7.11}$$

式中，A_i 是常数；λ_1、λ_2、λ_3 分别是三个坐标方向上的主伸长比。

Valanis 和 Lande[14]在 1967 年提出该模型，并指出该方程在 $0.6 < \lambda < 2.5$ 内有效。

2. Ogden 模型

$$W = \sum_{n=1}^{\infty} \frac{\mu_n}{\alpha_n}(\lambda_1^{\alpha_n} + \lambda_2^{\alpha_n} + \lambda_3^{\alpha_n} - 3) \tag{7.12}$$

式中，μ_n 和 α_n 是材料常数；n 是正常数。

该模型由 Ogden 提出[15]，该模型的阶数越高，其计算精度越高，但是随着阶数的增加，其有限元计算收敛难度增加。一般地，在工程上经常采用三阶的模型[16]。其实 Ogden 模型就是根据 Valanis-Landel 模型进行改进而得到的。

　　3. Varga 模型

$$W = 2\mu(\lambda_1 + \lambda_2 + \lambda_3 - 3) \tag{7.13}$$

式中，μ 为材料无穷小变形的剪切模量。

　　该模型由 Varga 等提出[17]，刚开始这种模型由于形式简单而被广泛采用，不过已有实验证明，该模型只能适用于小变形的计算。

　　综上所述，在本章中，人体肌肉组织模型的应变能密度函数将采用指数多项式混合形式的 Veronda 模型。

7.5.2　肌肉组织模型的有限元解算

　　由于人体软组织的应力应变分布与加载过程有关，所以在实际分析计算中需要采用增量形式的本构关系。从材料角度出发，各向同性的非线性弹性材料的本构关系的增量形式可以写成如下形式：

$$d\boldsymbol{\sigma} = \boldsymbol{D}_T d\boldsymbol{\varepsilon} \tag{7.14}$$

式中，$\boldsymbol{\sigma}$ 是应力矢量；$\boldsymbol{\varepsilon}$ 是应变矢量；$\boldsymbol{D}_T$ 是切线弹性矩阵。

　　$\boldsymbol{D}_T$ 是反映材料特性的矩阵，通常称为材料的切线弹性矩阵。若 $\boldsymbol{D}_T$ 是应变矢量的函数，则说明材料是非线性的；反之，如果 $\boldsymbol{D}_T$ 是常数矩阵，则说明材料是线性的。

　　本章选用的应变张量是 Green 应变张量，与 Green 应变张量相共轭的应力张量是第二类 Piola-Kirchhoff 应力张量。那么可用 Green 应变张量和第二类 Piola-Kirchhoff 应力张量表达本构关系如下：

$$dS_{ij} = D_{ijkl}dE_{kl} \tag{7.15}$$

　　从能量角度出发，根据超弹性模型的定义，Green 应变张量和第二类 Piola-Kirchhoff 应力张量还满足如下本构关系：

$$S_{ij} = \frac{\partial W}{\partial E_{ij}} \tag{7.16}$$

　　根据式 (7.15)、式 (7.16)，可导出切线弹性张量 D_{ijkl} 的表达式如下：

$$D_{ijkl} = \frac{\partial^2 W}{\partial E_{ij} \partial E_{kl}} \tag{7.17}$$

　　通过计算可得到如下形式的切线弹性矩阵 $\boldsymbol{D}_T$：

$$D_T = \frac{\partial^2 W}{\partial E^2} = \begin{bmatrix} C_0 & C_0 - 2C_1\beta & C_0 - 2C_1\beta & 0 & 0 & 0 \\ C_0 - 2C_1\beta & C_0 & C_0 - 2C_1\beta & 0 & 0 & 0 \\ C_0 - 2C_1\beta & C_0 - 2C_1\beta & C_0 & 0 & 0 & 0 \\ 0 & 0 & 0 & C_1\beta & 0 & 0 \\ 0 & 0 & 0 & 0 & C_1\beta & 0 \\ 0 & 0 & 0 & 0 & 0 & C_1\beta \end{bmatrix} \quad (7.18)$$

$$C_0 = 4C_1\beta^2 e^{2\beta(E_{11}+E_{22}+E_{33})}$$

式中，C_1 是材料常数。

然后依据相应的实验获得参数得到该切线弹性矩阵 D_T，最后按照 T.L.法求解有限元方程，得到每个单元形变量。

7.5.3　操作区自主选择算法的嵌入实现

图 7.12 所示为操作区自主选择算法嵌入肌肉形变的有限元计算流程图。首先根据软组织网格模型，将每个三角形面单元序号与包含该三角形面的两个四面体单元序号关系建立起来，并基于受力单元筛选出参与计算的单元集合。然后建立新单元、新节点序号与原单元、原节点序号之间的映射关系，建立由参与计算的单元集合组成的整体刚度矩阵。最后根据施加的载荷和边界条件，进行位移计算。

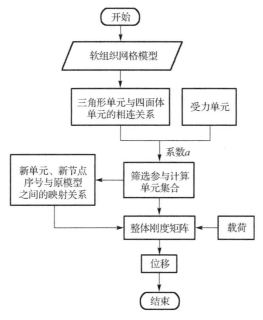

图 7.12　操作区嵌入的流程图

对软组织计算的加速主要是采用操作区自动划分以减少整体刚度矩阵的规

模。为了能够将方案实现并且防止在查询临边消耗的时间会对该加速算法造成很大的算法延迟，我们可以利用前面提出的拓扑重构方法对四面体单元重新设计一个拓扑结构。采用这种拓扑关系后，如果四面体单元的数目是可以预先估计的，那么可以让查询当前四面体单元的相邻四面体单元的时间复杂度从 $o(n)$ 降低到 $o(1)$。如果这里没有经过四面体单元的拓扑重构，程序想要找到相邻四面体单元，那么由于当前的信息文件中只有正向的查询关系，即已知一个四面体单元可以获得相应的点，而没有办法根据三个点迅速知道构成了哪一个面，更没有办法确定该面是哪两个四面体单元所组成的，所以只能扫描所有的四面体单元，得到符合的相邻三角面片，扫描四面体单元所用的时间与四面体单元的数目之间呈线性关系，并且其效率将会随着四面体单元数量的增加而线性变慢，其查询临边的速度为 $o(n)$。将拓扑关系建立后，由于红黑树的一个引理：一颗有 n 个内部节点的红黑树的高度最多为 $2\lg(n+1)$[18]，而这个高度则是我们搜索的速度，因此即便单元的数目达到 100 万个，我们的程序利用建立的拓扑关系，找到临边也只要不到 20 次的基本语句时间。线性查找与建立拓扑关系后的查找效率即所需要搜索的单元数目，如表 7.1 所示。

表 7.1　线性查询与本章算法的搜索单元数对比

四面体单元数量	线性搜索最大单元数	自主选择算法最大单元数
4000	4000	11
10000	10000	13
50000	50000	15
200000	200000	17
1000000	1000000	19

7.6　操作区自主选择算法的应用及数据分析

在距离股直肌模型底端 10mm 以内的所有表面节点施加固定约束。而在解剖学的角度上，股直肌位于大腿前面，并与大腿内侧的股中间肌、大腿前侧面的股内侧肌和大腿外侧面的股外侧肌共同组成股四头肌。如图 7.13 所示，在股直肌有限元模型的上方中间位置施加一个垂直向下的点力，点力的大小为 1N，共 20 步。在利用肌肉软组织形变程序进行解算时，分别使用原始有限元方法以及操作区自主选择算法并选用不同筛选系数进行结算。

图 7.14 所示为没有使用嵌入操作区选择的有限元计算结果和若干筛选系数 a 所对应的计算结果的对比图，可知筛选系数 a 的值越大，力-位移曲线越接近原始有限元方法的力-位移曲线。图中列出的筛选系数 a 的最大值是 27，这是因为针对

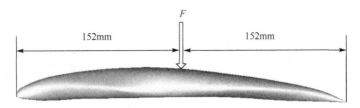

图 7.13　骨骼肌表面施加固定约束

该股直肌的有限元模型，当 $a > 27$ 时，模型的计算规模无变化，其结果与原始有限元计算结果相等。另外，图中 $a > 7$ 所对应的曲线结果较少，只给出了 10、20、27 的计算结果，这是由于该范围内的计算结果与标准有限元方法计算结果相差很小，无法通过力-位移曲线与原始有限元计算结果直观地进行对比。出于相同的原因，在图 7.15 所示的不同筛选系数所对应的计算结果和原始有限元计算结果之间的相对误差趋势图中，只给出了 $a \leqslant 7$ 的结果。从图中可看出随着筛选系数 a 的减小，其相对误差值逐渐增大，每个筛选系数 a 对应相对误差随着力的增大而小幅上升。其计算速度如表 7.2 所示，可以看出在使用操作区自主选择算法后，与没有使用该算法的计算速度可以有最多 1000 倍的加速效果，而且在精度保证的范围内，也就是筛选系数选择为 $a=4$ 的情况下也可以有 23 倍的加速效果。

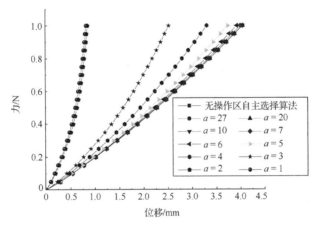

图 7.14　不同筛选系数的力-位移关系

　　因为我们主要关注的是整体刚度矩阵的系统缩减能否带来计算速度上的优化，同时还能保证必要的精度，所以没有在有限元计算中使用 GPU 的并行计算进行加速。对于 GPU 有限元计算的加速，可以在本章的基础之上，进一步结合使用，以达到更优的计算速度。二者的加速点不同，不会产生算法上的冲突，因此两者可以配合实现加速。

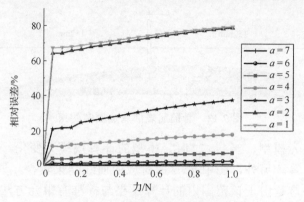

图 7.15　不同筛选系数的相对误差图

表 7.2　不同筛选系数下的各单元数目的计算时间

a	节点数	单元数	计算时间
无加速	1822	5798	361.58
27	1658	5314	316.66
7	459	1452	56.18
6	378	1167	43.10
5	283	829	28.95
4	188	509	16.54
3	91	227	6.56
2	42	79	1.84
1	14	17	0.33

7.7　本 章 小 结

　　本章利用 OpenGL 完成了肌肉网格的动态显示，单个模型的移动以及两个模型的独立移动，完成了将操作区自主划分算法嵌入软组织形变的有限元计算中而达到计算加速的目的。操作区自主划分算法借助三角面片的信息压缩，使得三角面片的空间位置信息能够参与排序，使其能够成为红黑树的 key。借助 key 可以关联相关四面体信息并重建四面体单元的拓扑结构，让搜索临边的速度达到 $o(1)$ 的时间复杂度。在拓扑重构的基础上，本章提出了一个系统规模的筛选系数，进而在受力的时候，程序可以借助重构的拓扑关系，利用筛选的系数自主选择符合计算条件的四面体单元，从而减少参与计算的单元数量。最后在一个股直肌模型上进行加载力测试，对比不加速的软组织形变程序以及启动不同筛选系数的操作区自主划分算法的软组织形变程序，分析不同筛选系数对形变结果带来的影响以及所能达到的加速效果。

参 考 文 献

[1] Wang M N, Mao Z Y, An X J. A fast computation method for soft tissue deformations simulation based on self-selection algorithm for embedded operating area. Journal of Mechanics in Medicine and Biology, 2017, 17(7): 17400161-14.

[2] 邹海天. 人体前臂软组织活体力学性质研究. 哈尔滨: 哈尔滨工业大学, 2008.

[3] Mooney M. A theory of large elastic deformation. Journal of Applied Physics, 1940, 9(11): 582-592.

[4] Gefen A, Megido-Ravid M, Itzchak Y, et al. Biomechanical analysis of the three-dimensional foot structure during gait: a basic tool for clinical applications. Journal of Biomechanical Engineering, 2000, 12(2): 30-35.

[5] Joseph T, Eftychios S, Silvia S, et al. Creating and simulating skeletal muscle. Transactions on Visualization and Computer Graphics, 2005, 11(3): 317-328.

[6] Boyce M C, Arruda E M. Constitutive models of rubber elasticity: a review. Rubber Chemistry and Technology, 2000, 73(3): 504-523.

[7] Yeoh O H. Some forms of the strain energy for rubber. Rubber Chemical and Technology, 1993, 66(5): 711-754.

[8] Fung Y C. Elasticity of soft tissues in simple elongation. American Journal of Physiology, 1967, (213): 1532-1544.

[9] Takamizawa K, Hayashi K. Strain energy density function and uniform strain hypothesis for arterial mechanics. Journal of Biomechanics, 1987, 20(1): 7-17.

[10] Hayashi K. Experimental approaches on measuring the mechanical properties and constitutive laws of arterial walls. Journal of Biomechanical Engineering, 1993, 115(4): 481-487.

[11] Veronda D R, Westmann R A. Mechanical characterization of skin-finite deformations. Journal of Biomechanics, 1970, 111(3): 111-124.

[12] Pioletti D P, Rakotomanana L R, Leyvraz P F. Visco-elastic constitutive laws of soft tissues: combination of short and long time memory effects. Journal of Biomechanics, 1998, (31): 753-777.

[13] Buchler P, Ramaniraka N A, Rakotomanana L R, et al. A finite element model of the shoulder: application to the comparison of normal and osteo-arthritic joints. Clinical Biomechanics, 2002, 17(9-10): 630-639.

[14] Valanis K C, Lande R F. The strain-energy function of a hyperelastic material in terms of the extension ratios. Journal of the Applied Physics, 1967, 38(7): 2997-3002.

[15] Ogden R W. Large deformation isotropic elasticity : on the correlation of theory and

experiment of compressible rubberlike solids. Proceedings of the Royal Society of London. Series A, Containing Papers of a Mathematical and Physical Character, 1972, 382(1575): 583-597.

[16] 杨斌. 橡胶水封的变形计算理论与应用研究. 武汉: 武汉大学, 2014.

[17] Varga Z, Hancsók J, Nagy G, et al. Hydrotreating of gasoils on bimetallic catalysts: effect of the composition of the feeds. Studies in Surface Science & Catalysis, 2005, 158(5): 1891-1898.

[18] Cormen T H, Leiserson C E, Rivest R L, et al. Introduction to Algorithms. Cambridge: MIT Press, 2009.

第 8 章　虚拟手术中的碰撞检测算法及程序实现

碰撞检测在很多领域中，如医疗设备、游戏产业、电影和军事领域，都起着至关重要的作用，虚拟空间中的碰撞检测是活动和环境模型之间的测试。碰撞检测的关键作用是能够在满足时间和精度的要求下断定场景中运动或者静止的模型对是否重叠、何时何处发生重叠，若发生则需系统反馈当前的碰撞信息(如碰撞发生的时间、碰撞位置，也就是碰撞点以及碰撞点处的三角形、碰撞深度等)，同时还需为系统的下一步操作做准备(例如，若发生碰撞则触发碰撞响应，若无碰撞则模型继续按照原来预设运动等)。

8.1　基于虚拟球的层次包围盒的碰撞检测算法

为了满足现在系统中对检测算法的快速的需求以及对检测结果的更加细致、准确的需要，本章提出了一种基于虚拟球的层次包围盒的碰撞检测算法。这种算法是在混合层次包围盒算法的基础上加入了虚拟球的思想，并且虚拟球随着活动模型的移动而更新，同时更新虚拟球范围内的三角面片信息，目的是快速排除大量不在虚拟球内部的三角面片，为减少检测的时间打下基础。

8.1.1　碰撞检测系统的一般框架结构

当检测算法应用到包括很多模型的复杂系统中时，通常有两步，首先迅速地排除大部分一定不重叠的模型，然后在潜在相交的模型对之间进行下一步测试。其中第一个步骤称为全局搜索阶段，目的是快速排除一定不相交物体对，降低测试的执行次数，第二个步骤称为局部检测阶段，目的是精确到可能相交的物体上，判断模型之间的相交性[1]。

在大的复杂场景中，由于任何一个物体都有可能与其他物体相交，则包含 n 个物体的检测过程，最坏情况的相互检测次数为 $C_n^2 = n(n-1)/2$，这种复杂度为平方级别的，因此计算量将会非常大，效率受到了严重的影响。为了适度地降低相互测试的数量，需要减少测试的模型对的数量。

全局搜索阶段能有效降低上述影响，目前，常用的方法有两种：一种是空间剖分法，这种方法将虚拟场景均匀分成子空间，首先提出不包含物体的子空间，然后检测包含物体的子空间相交情况，以此判断整个场景内的相交情况；另外一种是分治策略，即基于插入排序的掠扫和裁剪法，这种方法将有效的三维空间的相交问题转化为一维空间的重叠问题。

当检测系统运行到局部检测时段时，还没有到基本元素的交叉测试部分，中间需要通过一种方法寻找一条路径，找到可能发生交叉的基本几何元素，这种寻找路径的方法统称逐步求精层，该方法是利用包围盒的层次结构通过一定的下降规则找到树形结构中有重叠的叶节点；同时还可以运用空间层次剖分法，这种将空间剖分用到极致的方法，是将重叠部分一直细分下去，直至子空间中查到交叉的三角面片。当检测到叶节点相交的时候或者在空间剖分法中找到可能相交的三角面片时，则需要进行精确求交层的步骤，这一步骤就是要确切求得基本元素之间的交叉信息。

由上述步骤可以得出一个如图 8.1 所示的运用层次结构和空间剖分思想的检测算法的大体框架。

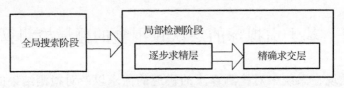

图 8.1　检测算法的大体框架

8.1.2　基于虚拟球的层次包围盒的提出

在虚拟场景中，混合层次包围盒[2]算法是对场景中的模型分别建立包围盒的树形结构，以对模型进行细分，其中场景中的顶层包围盒种类的选定是根据需要和模型的性质决定的，模型中包围盒种类的选用是根据检测时间消耗的多少、包围盒构建的难易以及检测的精度等各方面需求共同决定的。

而在包围盒种类之后，下一步的主要工作是尽可能地减少需要进行重叠测试的包围盒对数，因为在这一项上消耗的时间最多。本节将讨论如何减少需要进行相交测试包围盒的数目、降低碰撞检测所花费的时间和构造层次包围盒所花费的时间，以有效地提高碰撞检测的速度。本章在混合层次包围盒检测算法的基础上引入了虚拟球的思想，这种检测算法的基本思路如下。

首先，根据模型的几何信息，得出模型顶层的 AABB 包围盒，再运用空间分解法的思想将虚拟场景中模型的顶层的 AABB 包围盒均分成若干个对称的长方体空间，在最长轴上平均划分，且每个长方体空间的中心位置和它们顶点的位置可以通过最外层 AABB 的坐标值确定。

各个部分的长方体空间划分完成后，将目标模型的三角面片分门别类。通过判断长方体空间和三角面片的几何位置关系确定所在的空间，再将三角面片归类到长方体区域所指定的数组中。

其次，基于每个长方体区域的三角面片数组建立各个区域的层次包围盒结构，具体做法如下：先遍历数组内三角面片，确定子区域内根节点包围盒的极值坐标，接着将子区域内的目标模型用树形结构按照递归不断划分，用包围盒分别将树形结构的各级包围，如此逐层细化，直至模型的三角面片。

然后，判断根节点包围盒重叠与否，若重叠，则通过比较手术器械包围盒中心与子区域的中心点的距离，找到距离手术器械包围盒最近的子区域，进行模型对之间层次结构的相互测试，记录碰撞信息；若不重叠，则中断检测并退出循环。

最后，记录碰撞点位置，在手术器械模型的顶端建立一定半径的虚拟球，通过遍历碰撞点附近的节点，判断是否在虚拟球内，从而预测出即将发生碰撞的节点，并建立一定深度的层次包围盒结构；根据时空的相关性，手术器械移动后的下次检测，只是针对这些节点进行碰撞检测，从而快速排除大量不相交的基本几何元素，其中虚拟球也按照一定规则，随着手术器械的移动而更新；同时虚拟球内的层次包围盒结构也不断更新，当虚拟球内部无节点信息，也就是说虚拟球遍历到空集时，进入下个周期，重新进行检测，选择子区域。

具体的算法实现过程将在 8.1.3～8.1.6 节中一一进行详细的阐述。

8.1.3　基于虚拟球的层次包围盒的构建

首先，系统中的模型是由大量的基本元素组成的，可以根据这些基本元素构建它们的包围盒，由此可将模型整体和各级基本元素的包围盒与树形结构相对应，形成一个二叉树。在这个树形结构中，叶子节点包围着的是物体的子节点，也就是对象模型的基本几何元素，在本节中即空间中的三角面片，而根节点对应着整体的包围盒结构。

1. 空间分解预处理

首先在预处理阶段遍历环境模型的所有顶点，得到构建顶层 AABB 所要的数据，即模型中所有坐标中在三个轴上的最小和最大值 (x_{min}, x_{max}, y_{min}, y_{max}, z_{min}, z_{max})。在构建顶层 AABB 之后，再运用空间分解法的思想，将虚拟场景中模型的顶层的 AABB 均分成若干个对称的长方体空间，在最长轴上平均划分，且每个长方体空间的中心位置和它们的顶点位置可以通过最外层的 AABB 的坐标值确定，图 8.2 是将整体分为 20 份中的一部分。

各个部分的长方体空间划定后，将目标模型的三角面片进行分类。通过判断长方体空间和三角面片的几何位置关系确定所在的空间，再将三角面片归类到长方体区域所指定的数组中[3]。

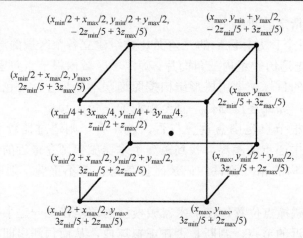

图 8.2　空间分割区域中的一部分

2. 混合层次包围盒树的构建

在每个长方体空间以及其所属的三角面片确定以后，再对模型进行混合层次包围盒构建，主要为两个步骤：一是构造层次包围盒树；二是各个模型中基本元素的包围盒的选择和构造。

本节采取自顶向下的手段对每个长方体空间的基本元素进行划分，由于二叉树有计算量小和结构简单的特点，所以选择它来构建树形结构[4]。树的具体构造过程就是利用特定的分裂面将当前包围盒内的三角面片分别归类到子空间中，这种归类的基本要求就是均分当前包围盒内的三角面片来保证树的平衡性，归类的过程中也把相邻的三角面片放到同样空间内来提高遍历的速度。划分方法的关键在于分裂平面的选择。

上述平面是由包围盒的最长轴以及轴上的分裂点决定的。就这样一直归类，归类的终止条件为当前空间只有一个三角面片，就把它当作叶节点。

其中分裂点的确定有两种方法：平均值法[5]和中值法[6]。因为平均值法形成树的平衡性较差，所以不采用，一般采用中值法。

模型构建层次包围盒的过程如下。

(1) 将子区域内的所有基本元素作为当前节点，并求出它们的中心点，为分裂归类做准备。

(2) 构造当前空间节点的 AABB。

(3) 由中心点的平均值与 AABB 的最长轴确定分裂平面。

(4) 采用上述规则将当前节点归类到两个子空间中。

(5) 将子空间作为当前节点，回到第(2)步并向下执行，终止条件为：AABB 叶节点中包围单个三角面片。

构建层次包围盒树的流程图如图 8.3 所示。

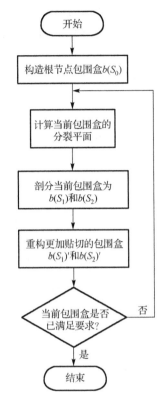

图 8.3　构建层次包围盒树的流程图

3. 树形结构中包围盒的选择和构造

适合任何场景的包围盒是不存在的，只能根据环境和需要进行包围盒选定，并通过比较和分析包围盒的特点与优势而抉择。

对于场景中活动模型和环境模型的根节点所对应的顶层包围盒，因为它们是每次测试遍历的开始位置，需要它们检测方式简单，所以选用 AABB。对于场景中的可以发生变形的环境模型，因其更新快，所以也选用 AABB。

而对于场景中的手术器械的模型不会发生变形，选用 OBB，使得它的层次树能比较紧密地贴近手术器械模型，更新快且紧密性好，使得那些靠近但是还未接触的目标模型能被快速地排除掉。

4. 基于虚拟球的层次包围盒的碰撞检测算法

当检测到相交以后，表示场景中模型发生碰撞，此时场景中手术器械模型会随着外部设备的移动，位置和方向会不断发生变化，根据时空的一致性，也就是手术器械模型在相邻的两个碰撞检测时间点上，不会发生很大的变动。下一个短时间段内，手术器械的位置可能会一直和这个三角面片发生碰撞，或者远离软组织的模型使两者短时间内不发生碰撞，还有可能是与距离该三角面片一定范围内的其他三角面片相交，例如，邻近的或者附近的三角面片或相隔不远处的三角面片[7]。由此可得，在上一时刻接触发生的情况之下，下一时刻可能不发生碰撞或者即使发生碰撞，碰撞点的位置会在上一个时刻碰撞点位置的附近，所以若手术器械模型中所有三角面片要遍历子区域内软组织模型的所有三角面片以检测它们相交与否，则这个检测过程的时间开支较大，势必会消耗过多的时间，而影响整个系统的实时性。因此本节提出基于虚拟球的层次包围盒的碰撞检测算法，该方法具体如下。

一般情况下都是手术器械的顶端先与软组织模型发生相交，在当前碰撞点的位置，即在当前位置的手术器械模型的顶端建立半径为 R_0 的虚拟球。结合当前相交的三角面片的节点信息，找出它们的边邻居和顶点邻居，并判断它们是否在虚拟球的内部，再利用找到的三角面片的顶点找出它们的邻居，如此循环，直到相关的三角面片不在虚拟球内时停止，这样做的目的是找到虚拟球所包围的全部基本几何元素，从而预测出即将发生碰撞的全部节点。其中，虚拟球的半径 R_0 的选择方式有两种：一是根据当前软组织模型属性，先计算出单位力下单位面积上软组织变形量，以这个变形量的 4～8 倍作为半径 R_0；二是因为系统场景中两个物体相交不仅仅是两个点的相交，而且是多个三角面片对的相交，也就是说存在多个相交点，先计算出活动模型的顶端距最远相交点的距离，然后以这个距离的 4～8 倍为半径建立虚拟球。本节构建的检测系统的方法属于第二种。

另外，基于当前虚拟球内的节点建立一定深度的层次包围盒结构，无论发生连续碰撞，还是发生不连续碰撞，只要手术器械的移动范围是在虚拟球内部，就只与虚拟球内的层次包围盒结构进行相互检测；其次，在生成初始位置的虚拟球时，同时构建半径 R_1（大小为 R_0 的 1/2）和半径 R_2（大小为 R_0 的 2/3），此时，手术器械的模型在虚拟球内部的移动存在三个阶段。

(1) 当手术器械模型顶端的移动范围未超出半径 R_1 时，就一直与初始位置的虚拟球所包围部分的层次包围盒树进行相互检测。

(2) 当手术器械模型顶端的移动范围超出半径 R_1 时，根据顶端超出的位置建立虚拟球 S_2，半径 r_0、r_1、r_2 备用，若此时手术器械模型移动的范围超出半径 R_1 但未超出 R_2，还与初始位置的虚拟球内的树形结构进行相互测试。

(3) 当手术器械模型顶端的移动范围超出半径 R_1 且顶端位置超出 R_2 的范围时，与更新后的虚拟球 S_2 所包围的基本几何元素建立起的层次包围盒进行测试，应用更新后的半径 r_0、r_1、r_2。

总之，虚拟球就这样随着手术器械模型顶端的移动在上述条件下更新位置，这样做的目的是剔除距离手术器械顶端一定半径外的基本几何元素，并且当手术器械模型发生连续碰撞或者一定范围内的不连续碰撞时，就只和虚拟球内部的基本几何元素相互检测，虚拟球内的层次结构在碰撞检测中具有很高的优先级，避免了在其他层次结构的碰撞检测中浪费时间。

　　若虚拟球随着手术器械模型顶端移动，内部无节点信息，也就是说虚拟球遍历到空集，则说明手术器械已离开软组织模型一定的距离，需重新从根节点的层次包围盒进行检测，选择子区域，从而进行下一周期的检测。基于虚拟球的碰撞检测算法的整体流程如图 8.4 所示。

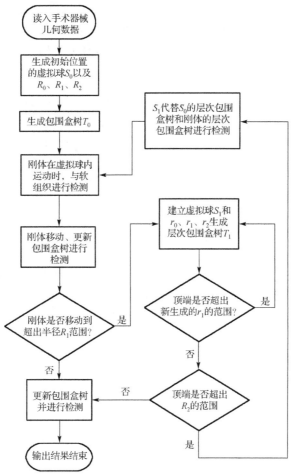

图 8.4　基于虚拟球的层次包围盒的碰撞检测算法

8.1.4　基于虚拟球的层次包围盒的相交测试

　　一个由大量的基本几何元素组成的模型可以运用空间分解法将其分成若干

份，然后求出这些子区域的包围盒，进一步将这些子区域递归形成各自的层次包围盒，由此将目标模型及其子区域组织形成层次包围盒树，这个树形结构中，根节点对应模型的顶层包围盒，树中的内部节点分别对应区域内包围盒。

在本节提出的基于虚拟球的层次包围盒的碰撞检测算法中，最外层 AABB 的重叠测试是第一步，其次需要计算手术器械顶端和所分区域的中心点的距离并做出快速比较，运用快速选择区域的方法，找出与手术器械模型距离最近的子区域，以便于进行子区域层次包围盒树的检测，然后进行树形结构中 OBB-AABB 的相互测试。

AABB 间的交叉检测比较直观，就是采用在各个轴的投射的线段长短来断定，若都有交叉的部分，则它们相交。其中以"最小值-最大值"的方式来说明它们是否有交叉，二维图如图 8.5(a)所示，若在三个轴都有 $a_1 \geqslant b_2$ 并且 $a_2 \geqslant b_1$，则相交。三维状态如图 8.5(b)所示。

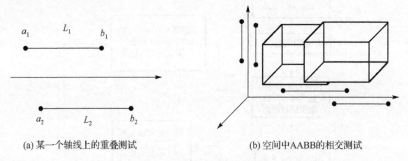

(a) 某一个轴线上的重叠测试　　　　　　　　(b) 空间中AABB的相交测试

图 8.5　顶点的几何关系

层次包围盒相交测试前，需要计算手术器械顶端和所分区域的中心点的距离并且快速比较，找出与其距离最近的区域，以便于进行底层层次包围盒树的检测。

底层的 OBB-AABB 之间的重叠测试可以当成两个 OBB 之间的测试。OBB 的相交测试可以采用"分离轴测试"[8,9]方法。三维中的两个 OBB 在某个向量上的投射恰好没有重叠部分，这个轴线即它们的分离轴。针对三维中的凸体，这种测试方法十分高效。空间中 OBB 间存在重叠现象的标志就是找不出它们的分离轴。

用图形比较直观地说明就是：在图 8.6 中，假设空间中存在 OBB 包围盒 A 和 B，其中 A、B 边的 1/2 分别用 a_i、b_i 来表示(i=1, 2, 3)；同时它们各个轴的单位向量用 A_i、B_i 来表示(i=1, 2, 3)；A 和 B 的中心距表示为 T；分离轴的单位向量用 L 来表示；A 的三个边的 1/2 在 L 上投射区间的叠加用 r_A 来表示，r_B 表示 B 的三个边的 1/2 在 L 上投射区间的叠加。

由已知理论和条件，r_A 和 r_B 具体表示为

$$r_A = \sum_{i=1}^{3} |a_i A_i \cdot L|, \quad r_B = \sum_{i=1}^{3} |b_i B_i \cdot L| \tag{8.1}$$

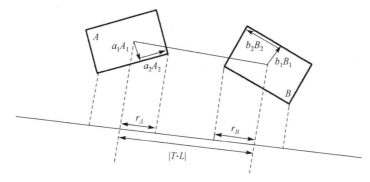

图 8.6　针对某一轴判断两个 OBB 是否处于分离状态

由以上可知，只要比较 $|T \cdot L|$ 与 $r_A + r_B$ 的大小，就知道 OBB 在 L 方向上是否有重叠。

$$|T \cdot L| > r_A + r_B = \sum_{i=1}^{3} |a_i A_i \cdot L| + \sum_{i=1}^{3} |b_i B_i \cdot L| \tag{8.2}$$

要断定在三维状态中 OBB 是否重叠，就需要进行最多 15 次的比较。其中这 15 次包括 A、B 的 6 个方向向量，以及垂直于每个向量的 9 次比较。在这 15 次比较中，若式(8.2)存在一次小于的情况，则判定产生相交，退出检测。

8.1.5　基于虚拟球的层次包围盒的遍历

在虚拟系统中，对于两个可能发生碰撞的模型 A 和 B，分别构建树形结构 a 和 b。如果两个混合层次包围盒 a 和 b 的两个根节点发生重叠，需要一步步地通过遍历来确定树中以及底层间的包围盒是否相交,从而需要制定一种遍历的规则，在系统中良好、高效的遍历顺序对碰撞检测的速度和程序的并行执行有着很好的积极影响。

有两类最常见的树形搜索算法，如图 8.7(a) 和图 8.7(b) 所示，分别是广度和深度优先搜索算法，深度优先搜索遍历是按照树形深度而非广度进行搜索的，且当搜索至叶节点时，算法将进行路径回溯，继续进行搜索；而广度优先搜索方法是在一定深度上检测，之后处理其他深度的内容。

一般在层次结构的搜索中，最常用的是深度优先搜索算法，但是这些都是刻板的。与其相对的是启发式的搜索算法，与深度优先搜索算法不同的是，启发式搜索算法通过获取的信息判断走向。启发式搜索算法中的最佳-最优搜索算法如图 8.7(c) 所示，它们制定的规则是：维护一个节点的优先队列，扩展当前的最佳节点并将其子节点列入，重复这一过程直到搜索失败或发现目标节点。

判断两个层次结构的相交状态有以下下降规则。首先，初始状态下由于场景

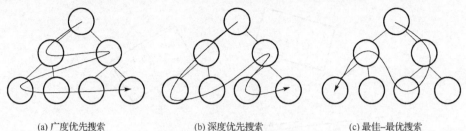

(a) 广度优先搜索　　　　　(b) 深度优先搜索　　　　　(c) 最佳–最优搜索

图 8.7　层次结构的遍历方式

中的软组织模型比较大,可先对它的层次结构执行下降操作,当进行至细节部分时,切换遍历过程对手术器械模型的层次结构执行下降操作。同时,当手术器械的细节部分小于组织模型的细节部分时,将再次切换遍历过程至软组织模型中。对于后续的待测包围盒,如前所述,在进行尺寸比较时,有效的测试方案最好选用最大维长。若搜索到的均是叶节点时,实施三角面片的交叉测试。这样的遍历和下降规则能提高检测效率和速度。

8.1.6　基于虚拟球的层次包围盒的更新

在虚拟系统中,多个模型的碰撞可能导致其产生变形。环境模型变形的本质是模型中三角面片的坐标发生改变,甚至是拓扑关系的变化。这些势必会要求层次包围盒进行更新,而重新构造整个层次包围盒的代价无论内存还是时间方面都太大了。而在本节的算法中,结合场景中软组织模型的节点,并不都涉及变形或者位姿的变化,所以采用只更新部分包围盒的方法;而本节中手术器械模型往往是动态的,当它们的位姿发生变化时,上一时刻的层次包围盒已不再适用,则需要对模型的层次包围盒进行更新。

在场景中的手术器械模型对软组织模型的层次树遍历的过程中,两个顶层的包围盒相互检测相交以后,进行分区选取,若与其中一个相交,则其他部分不相交,不用对这些区域的层次结构进行更新,仅仅需要计算并更新那些测试重叠的或者坐标改变的节点的包围盒。

对于系统手术器械模型,运动后位姿发生变化时,层次结构的更新实际上是顶层 AABB 与中间以及底层节点 OBB 的更新。按照前面的叙述,将手术器械模型的运动分解成旋转和移动。当手术器械模型位姿改变后,只要对原来的 OBB进行相同的变换就行,然后重新计算顶层的 AABB。

在基于虚拟球的层次包围盒的碰撞检测算法中,场景中作为环境模型软组织的更新主要是各个子区域内 AABB 的更新,甚至是所构建虚拟球内的更新。这时环境模型树形结构的更新只包括模型变形后 AABB 的更新和虚拟球移动时其内部所包含的三角面片增减时 AABB 的更新这两大问题。

当手术器械移动的范围不超过 R_1 时,虚拟球内所包含的基本几何元素不增不减，只与当前位置的 AABB 层次结构相交测试。当软组织模型存在变形时，需先重新构造这些顶点的 AABB，接着自底向上对树形结构进行更新。这种方法在前面的内容中已经交代。

当手术器械移动的范围不超过 R_2 同时不超过 R_1 时，虚拟球内所包含的基本几何元素有增有减，此时利用多线程以及内存空间来保存更新后的虚拟球所包围的基本几何元素节点，并为 AABB 构建树形结构以备用。更新后的虚拟球内部的基本几何元素节点综合了上一时刻的节点和增加、减少的节点。

当手术器械移动的范围同时超过 R_2 和 R_1 时，就切换手术器械模型与备用的虚拟球所包含的层次包围盒树相互检测，并自底向上地对树形结构进行更新。如此不断循环，直至虚拟球内部无节点，即离开软组织模型。

8.2　基于虚拟球的层次包围盒的碰撞检测算法的程序实现与测试

本节比较系统地提出了基于虚拟球的层次包围盒的碰撞检测算法，并对这种算法的各个步骤进行了全面叙述，并将在 Visual Studio 软件开发平台和 OpenGL 等开发包上完成碰撞检测算法的程序实现，测试多组不同数量级模型的碰撞检测，并且在相同的测试条件下，和其他研究者的混合层次包围盒算法在检测时间和增长时间等方面进行测试比较，不断调整参数以优化程序，最终总结并归纳结果。

8.2.1　测试方法概述

本节将通过实现多组模型的碰撞检测，对提出的基于虚拟球的层次包围盒算法的有效性进行验证及评测。

本节测试是利用 OpenGL、CGAL 等库中的函数绘制的模型，并在 Visual Studio 中建立友好互动的可视化界面。碰撞检测算法的实现和验证是以模型的几何数据导入开始的，测试将从 STL 文件中读取模型的几何信息，并输入场景绘制的缓存中，接着对三维模型进行空间分区预处理，将模型分成相等的对称的若干份，其次根据各个部分的模型构建对应的包围盒层次结构，然后通过程序主函数获取缓存中的信息并且建立窗口，同时在窗口中显示三维模型，进而通过鼠标和键盘不断对手术器械模型进行控制，最终由移动的模型进行碰撞检测并返回检测结果。程序包括三个部分：构造几何模型、活动模型的控制以及算法的实现，如图 8.8 所示。

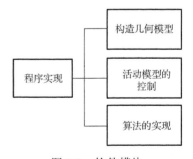

图 8.8　软件模块

8.2.2　基于虚拟球的层次包围盒的碰撞检测算法检测流程

基于虚拟球的层次包围盒的碰撞检测算法大体上分为四个阶段，如图 8.9 所示，分别为预处理、初步检测、详细检测、碰撞响应及输出结果。其中预处理包括测试场景的构建、读取所需要的活动和环境模型，将环境模型进行空间分区并构建包围盒的层次结构。

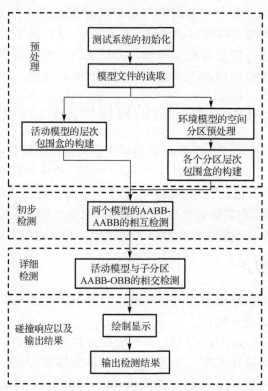

图 8.9　基于虚拟球的层次包围盒的碰撞检测算法流程

在碰撞检测的预处理完成以后，根据当前两个物体的位置，利用它们最外层的包围盒快速做出是否相交的判断，在相交的情况下进入详细检测的步骤。首先找出并选择与活动模型相距最近的环境模型区域，然后进行物体对层次包围盒树之间的相交测试，详细检测过程分为三步：一是活动模型与环境模型的某一子分区的根节点是否发生交叉；二是若上述两者相交，则依照层次结构的下降规则逐一判定中间节点相交与否，若相交，则判断其是否为叶节点，若不是叶节点则遍历其子节点；三是若上述是叶节点，说明两个模型相交，输出需要的检测信息。当目标模型移动时，更新虚拟球的位置，同时更新其内部的环境模型的基本几何元素并建立层次包围盒结构。

8.2.3　碰撞检测系统中的模型的可视化及控制

1. 基于 OpenGL 实现模型显示

OpenGL 是 Khronos Group 开发维护的一个规范，它主要为我们定义了用来操作图形和图片的一系列函数的 API。OpenGL 还是图形硬件的一种专业的软件接口、一个开源的底层图形库。这个开发包有将近 700 种函数用来绘制三维图像，并能构造友好的模型和仿真界面，从而实现在图形处理、交互性软件开发等方面的应用。

OpenGL 中没有构建三维模型的高级函数，程序员可以在此基础上创建提供某些特点的函数库。基本上所有的命令和数据都会存入命令缓存区，随着刷新，这些数据和命令会传送到下一阶段的执行过程中。同时它还提供了三维和二维模型的基本操作，如模型绘制、颜色、光照、纹理、位图、投影变换、动画和帧缓存等。这些操作将模型的几何、颜色等数据转化为图像最终在屏幕上显示出来，极大地丰富了三维效果。

2. 模型的几何建模及变换与运动控制

构建活动模型和环境模型时，由于只关注它们的外部特征，不需考虑它们的内部结构，所以用表面绘制的方法建立它们的模型。根据模型的几何图形信息中的点、线、面、法向向量等将模型的实体表面绘制出来，绘制模型时，需要遍历模型的全部面片信息。

当多个模型存在交互时，其中有的几何模型必然会发生变换或者变形，而且需要实时地呈现出来，为了更好地让用户观察到这个过程中的细节和操作过程中几何模型的变化，需要用三角面片构造系统中的物体。这是因为任意三角形的三个点就能确定一个平面，相比其他多边形要少，而且当三角面片足够密集时就能无限靠近现实物体的外形。图 8.10 所示为股外侧肌模型。

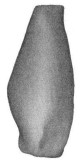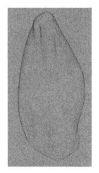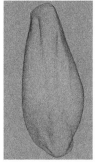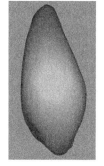

(a) Mimics 模型　　　(b) 简化的网格模型　　　(c) 肌肉的网格模型　　　(d) 渲染的实体模型

图 8.10　股外侧肌模型

在模型所在的场景中，为了方便操作者使用，可以通过调整活动模型的位姿和观察视角，使得操作更加人性化，同时使主从操作更加流畅，这些就需要实现模型在三维空间中的变换。这些变换是由至少两个矩阵相乘来完成的，其中有视口变换、投影变换、视图变换和模型变换，图 8.11 是对物体中顶点变换的步骤。

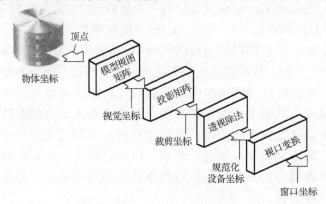

图 8.11　顶点变换的步骤

测试中对模型的运动控制操作（模型的平行移动、旋转以及放大缩小）主要是利用开发库中的基础 API 来辅助完成的。例如，利用 glTranslatef(a, b, c)实现模型在空间中三个方向的移动，利用 glRotatef (angle, a, b, c)实现模型在屏幕中按照一定角度旋转，以及利用 glScalef(a, b, c)来实现模型的放大、缩小。由于物体的移动、放大、缩小以及旋转都是连贯的操作，我们需要将这些变量都记录到一个集合中，方便对这些变量进行增量的变化，从而使得产生的空间变化是连续的。

本节利用鼠标和键盘配合来对活动模型和环境模型的空间位置进行改变，为了方便操作者更流畅地运用，构建了各种函数：通过设计了一个控制 camera 的函数 void scroll_callback(GLFWwindow* w, double x, double y)来调整场景中观察模型的各个视角；并且通过一个键盘响应的回调函数 void key_callback(GLFWwindow*, int key, int a, int b, int c)以及一个鼠标响应的回调函数 void mouse_button_callback(GLFWwindow*, int a, int b, int c)来利用键盘上的不同按键使虚拟场景中的活动模型有不同的动作，例如，上下、前后、左右、放大和缩小以及实现两个模型相对独立的运动，从而达到活动模型能以任何方位和角度对环境模型进行检测的目的。

8.2.4　碰撞检测系统的测试

本节构建一个可视化的碰撞检测系统对多组模型进行测试，并且对测试结果进行分析验证。

这个碰撞检测系统是以 C++为开发语言，以 OpenGL 等开发包为基础进行构建的，系统中的模型是由软组织模型(模型 A)和作为手术器械的模型(模型 B)构成，其中软组织为环境模型，是利用 Mimics 和 Geomagic 处理后得到的，而手术器械为活动模型，是利用 ProE 建模得到的。

在初始状态下，如图 8.12(a)所示，系统刚开始时，将模型 A 和 B 都读入系统中；为了方便操作者使用，可以通过鼠标左键和键盘调整模型 B 的位姿和观测视角，如图 8.12(b)所示；使模型 B 不断靠近模型 A，如图 8.12(c)所示；当模型 A 与模型 B 发生碰撞时，产生碰撞效果，如图 8.12(d)所示。当不断移动模型 B 时，程序会实时地测试并反馈其是否与模型 A 发生接触，若存在接触，则显示检测效果。

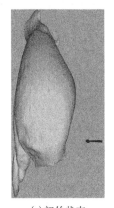 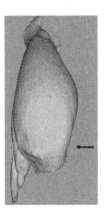 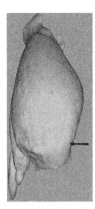 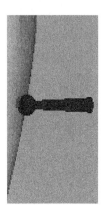

(a)初始状态　　　　　(b)位姿的调整　　　　　(c)不断靠近　　　　　(d)碰撞效果

图 8.12　碰撞过程效果图

本节进行了一系列基于虚拟球的层次包围盒的碰撞检测算法的测试，对于不同数量级的三角面片模型，记录了环境模型与活动模型相互检测所消耗的时间，测试结果如表 8.1 所示，同时表 8.1 的最后一列数据列出了随着软组织模型的三角面片数的增加，此算法的时间增量。

表 8.1　环境模型与活动模型相互检测所消耗时间的比较

环境模型三角面片数	活动模型三角面片数	碰撞检测时间 t_1/ms	时间增量 Δt_1/ms
554	45	4.253	—
632	45	4.306	0.053
896	45	4.488	0.182
1514	45	4.885	0.397
2138	45	5.086	0.201
3336	45	5.433	0.357
4552	45	5.758	0.325
9106	45	6.558	0.800

　　在《虚拟手术系统中碰撞检测并行化算法的研究》论文中给出了串行混合层次包围盒算法(Serial-SHBVS)的碰撞检测的平均检测时间和并行混合层次包围盒算法(Parallel-SHBVS)的碰撞检测的平均检测时间,如表 8.2 所示,并根据检测时间计算出随着环境对象模型三角面片数的增加,这两种算法时间的增长幅度,如表 8.3 所示。

表 8.2　平均碰撞时间的比较

软组织三角面片数	手术器械三角面片数	Serial-SHBVS 检测时间 t_2/ms	Parallel-SHBVS 检测时间 t_3/ms
56	45	5.10	4.45
579	45	5.16	4.51
1249	45	5.29	4.59
2036	45	6.18	4.84
3904	45	7.82	5.02
4998	45	9.98	6.54
6872	45	12.51	7.62
8729	45	17.02	9.86

表 8.3　检测时间的增长幅度

软组织三角面片数	手术器械三角面片数	Serial-SHBVS 时间增量 Δt_2 /ms	Parallel-SHBVS 时间增量 Δt_3 /ms
56	45	—	—
579	45	0.06	0.06
1249	45	0.13	0.08
2036	45	0.89	0.25
3904	45	1.64	0.18
4998	45	2.61	1.52
6872	45	2.53	1.08
8729	45	4.51	2.24

　　在相同的测试数据条件下,对 Serial-SHBVS 与 Parallel-SHBVS 和本章的算法进行比较,比较结果如图 8.13 和 8.14 所示。

　　通过分析图 8.13 可知,本章的算法比 Serial-SHBVS 碰撞检测时间短,碰撞检测效率更高,并且随着环境模型三角面片数的增加,两种算法的检测时间差距越来越大。本章算法同 Parallel-SHBVS 比较,对于中小型环境模型的测试,本章算法没有明显的优势,但是当处理复杂的环境模型时,本章算法的效率明显高于 Parallel-SHBVS。这是因为无论模型的规模如何,基于虚拟球的碰撞检测都需要一段时间用于构建虚拟球和遍历得到虚拟球内部的基本几何元素。从图 8.14 可以看出，随着环境模型三角面片数的增加，三种算法的检测时间增量均呈上升趋势。与 Serial-SHBVS 相比，本章算法的时间增长更加缓慢，而且随着三角面片数的增加，两种算法时间增量的差距越来越大。同 Parallel-SHBVS 相比，对于中小环境模型，两种算法的时间增量相差不大，但是对于复杂的环境模型，本章算法的时间增长更加缓慢。图 8.14 的曲线说明了基于虚拟球的层次包围盒的碰撞检测算法比其他两种算法具有更高的稳定性。

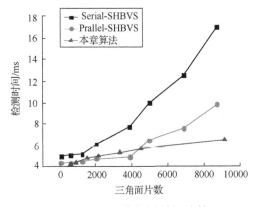

图 8.13　碰撞检测时间比较　　　　　图 8.14　检测时间增量的比较

为了进一步提高碰撞检测效率，我们利用多线程对混合层次包围盒算法进行了加速，每个线程承担各局部包围盒对之间的检测，主线程负责将各部分的检测状况合并。利用碰撞检测程序可以得到不同算法的碰撞检测结果，四种不同的碰撞检测算法分别为：混合层次包围盒算法(a)、多线程加速的混合层次包围盒算法(b)、基于虚拟球的混合层次包围盒算法(c)和虚拟球与多线程结合的混合层次包围盒算法(d)。我们也将以上四种算法与 Yu 等[10]的算法(h)进行了比较，Yu 等利用混合层次包围盒算法对 8 组不同三角面片数的软组织模型进行碰撞检测实验，得出检测时间和时间增量，如表 8.4 所示。

表 8.4　平均检测时间

编号	软组织三角面片数	手术器械三角面片数	算法(h)的检测时间 t_8/ms	时间增量 Δt_8/ms
1	52	45	5.07	—
2	598	45	5.13	0.06
3	1251	45	5.32	0.19
4	2045	45	6.22	0.90
5	3860	45	7.76	1.54
6	5031	45	10.03	2.27
7	6734	45	12.45	2.42
8	8612	45	16.97	4.55

为了提高碰撞检测实验的可靠性，减少碰撞位置和三角面片密集程度等偶然因素对检测结果的影响，我们选取了四种软组织模型作为碰撞检测实验中的环境模型，如图 8.15 所示，每种环境模型进一步细分为包含不同三角面片数的 12 组模型。由于活动模型与环境模型比较，结构更加简单，因此活动对象模型只有一种形式。在每组场景中，通过鼠标和键盘控制手术器械在软组织模型的 5～10 个不同位置进行检测，最后取检测时间的平均值。在相同测试条件下，分别利用混合层次包围盒算法(a)、多线程加速的混合层次包围盒算法(b)、基于虚拟球的混合层次包围盒算法(c)和虚拟球与多线程结合的混合层次包围盒算法(d)进行碰撞检测实验，并记录每种算法的碰撞检测时间，测试结果如表 8.5 所示。计算随着三角面片数的增加，四种算法检测时间的增量，如表 8.6 所示。将四种算法的碰撞检测结果与 Yu 等的算法(h)的检测结果绘制成曲线，曲线横坐标为三角面片数，碰撞检测时间随三角面片数增加而变化的曲线如图 8.16 所示。碰撞检测时间增量随三角面片数增加而变化的曲线如图 8.17 所示。通过分析图 8.16 和图 8.17，比较图中的算法(a)和算法(h)可知：无论不同三角面片数对应的检测时间，还是相同三角面片数对应的时间增量，两条曲线的数值都非常接近，该结果验证了本书的混合层次包围盒算法(a)与 Yu 等的算法得到了相同的检测结果。通过图 8.16 和图 8.17，比较算法(a)和算法(b)可知：随着模型三角面片数的递增，检测时间也随之增加，但是算法(b)的时间增量明显低于算法(a)，这体现出多线程加速的效果。在环境模型的三角面片数较少的情况下，算法(b)和算法(a)相比没有体现出太多优势，这主要是因为线程之间的同步操作有一定的时间开销。通过比较算法(b)和算法(c)可知：基于虚拟球的混合层次包围盒算法比多线程加速的混合层

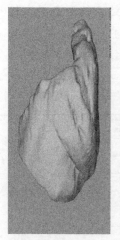 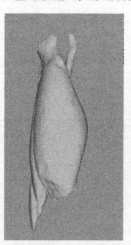 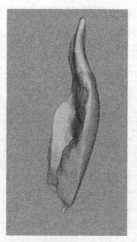 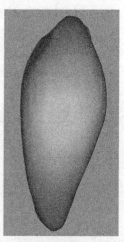

(a)臀部肌肉群　　　　(b)臀部肌肉前群　　　　(c)臀部肌肉后群　　　　(d)股外侧肌

图 8.15　不同的软组织模型

次包围盒算法的检测效率高很多。通过比较算法(b)和算法(d)可知：虚拟球与多线程结合的混合层次包围盒算法的检测效率比其他算法更高，当模型三角面片数较少时，算法(d)的优势不是特别突出，当处理中大型规模的复杂模型时，算法(d)的优势就很明显了。

表 8.5　平均碰撞时间的比较

编号	环境模型 三角面片数	活动模型 三角面片数	算法(a) 检测时间 t_4/ms	算法(b) 检测时间 t_5/ms	算法(c) 检测时间 t_6/ms	算法(d) 检测时间 t_7/ms
1	632	54	5.212	4.624	4.315	4.120
2	896	54	5.393	4.846	4.509	4.233
3	1514	54	5.900	5.324	4.916	4.560
4	2138	54	6.222	5.664	5.147	4.773
5	3336	54	7.565	6.880	5.486	5.067
6	4552	54	8.786	8.131	5.859	5.203
7	9120	54	17.200	13.385	7.255	5.779
8	19074	54	27.305	17.112	8.946	6.715
9	22044	54	30.901	18.212	10.004	7.431
10	40126	54	57.048	34.781	11.403	8.398
11	48600	54	63.311	40.874	12.776	8.629
12	126150	54	172.214	102.824	28.998	22.484

表 8.6　检测时间增量

编号	环境模型 三角面片数	活动模型 三角面片数	算法(a) 增长时间 Δt_4/ms	算法(b) 增长时间 Δt_5/ms	算法(c) 增长时间 Δt_6/ms	算法(d) 增长时间 Δt_7/ms
1	632	54	—	—	—	—
2	896	54	0.181	0.222	0.194	0.113
3	1514	54	0.507	0.478	0.407	0.327
4	2138	54	0.322	0.340	0.231	0.173
5	3336	54	1.343	1.216	0.339	0.334
6	4552	54	1.221	1.251	0.373	0.136
7	9120	54	8.414	5.254	1.396	0.576
8	19019	54	10.105	3.727	1.991	0.936
9	21994	54	3.596	1.100	1.058	0.716
10	40111	54	26.147	16.569	1.399	0.967
11	48580	54	6.263	6.066	1.373	0.231
12	126150	54	108.903	61.977	16.222	13.855

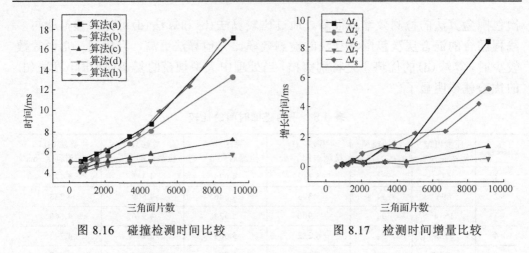

图 8.16　碰撞检测时间比较　　　　　图 8.17　检测时间增量比较

8.3　基于虚拟球的层次包围盒的碰撞检测算法在软组织上的应用

在 Visual Studio 环境下搭建软组织碰撞检测系统，为后续系统的完善打下基础。本节通过设置两个不同的场景对中大型的软组织进行碰撞检测的应用，场景一中包含股外侧肌的模型和手术器械的活动模型，场景二中包含大腿的模型和手术器械的活动模型。最终在同等的测试条件下，测试优化前后这三种算法检测时间和两个场景中的平均帧频。

8.3.1　虚拟场景开发环境

操作系统的硬件条件：PC、AMD Phenom II X4 P960、内存为 2GB、显卡为 AMD Radeon HD 6470M。从 CT 图像中获取 DICOM 数据，利用软件 Mimics11.0 构建软组织的表面模型，利用软件 Geomagic 对几何模型进行平滑和优化处理，建立实体模型，输出 STL 文件。STL 文件分为二进制和 ASCII 两种存储方式，本节选用 ASCII 码格式的 STL 文件，文件中包含表面三角面片顶点信息和法向量信息，具体的文件格式如图 8.18 所示。整个检测流程分为四个阶段，分别为预处理阶段、粗检测阶段、精确检测阶段、碰撞响应及输出结果。

```
solid
facet normal -0.297886 0.473953 -0.828633
outer loop
vertex 271.688800 182.935109 -1688.224200
vertex 272.476800 183.423209 -1688.228300
vertex 272.465700 182.358309 -1688.833400
endloop
```

图 8.18　STL 文件格式

8.3.2　基于虚拟球的层次包围盒的碰撞检测算法在软组织上的应用

根据虚拟球和层次包围盒相结合的算法特性，在软组织上应用的系统的执行流程大致分为两个步骤：初始化和循环测试。其中初始化就是预处理，预处理阶段包括系统场景的初始化绘制、加载软组织模型和手术器械模型，将软组织模型进行空间分区，然后构建 AABB 的层次结构；碰撞检测部分由初步检测、逐步检测和精确检测三部分组成，具体的系统框架结构如图 8.19 所示。

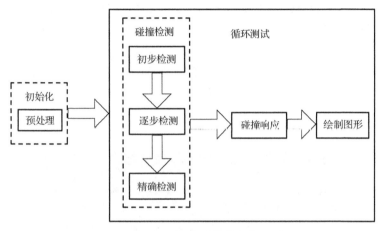

图 8.19　搭建系统的框架

框架的伪代码如下：

```
main()
{
    Init()//初始化
    {
        pre_process()                //预处理阶段
    }
    while()//循环测试
    {
        process_collision();         //碰撞检测阶段
        refect_save();               //碰撞响应阶段
        render();                    //绘制图形阶段
    }
}
```

8.3.3　基于虚拟球的层次包围盒的碰撞检测系统仿真结果

我们设置了两种虚拟场景，场景一环境模型为股外侧肌，场景二环境模型为大腿。我们在两种场景下，分别测试了混合层次包围盒算法(a)、多线程加速的混合层次包围盒算法(b)和虚拟球与多线程结合的混合层次包围盒算法(d)，记录检测时间和平均帧频。场景一中的股外侧肌模型三角面片数为 24552；场景二中的大腿模型三角面片数为 260710。在场景一中，初始状态下，软件首先通过命令行读取模型文件，如图 8.20(a)所示；将股外侧肌模型和活动模型读入场景中，如图 8.20(b)所示；通过鼠标和键盘调整手术器械模型的位姿以及整个场景的视角，如图 8.20(c)所示；控制手术器械模型不断靠近肌肉模型，当接触到肌肉模型时，则发生碰撞，显示碰撞效果，如图 8.20(d)所示；进一步接触后的效果显示如图 8.20(e)所示；当再次移动手术器械时，系统会实时地进行碰撞检测并通过视觉反馈显示出是否发生碰撞或者碰撞效果，直至手术器械远离肌肉模型。软件系统中包含输出测试结果模块，该输出程序能够不断地输出测试信息，输出信息为TXT 文件，该文件包括交线和交线所在的三角面片等信息，可以根据这些信息计算碰撞深度，如图 8.20(f)所示，这些信息为确定下一步施加力的位置和大小提供了依据，并且可以作为变形和切割的输入。

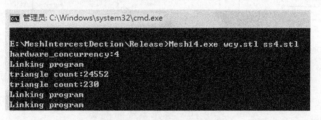

(a)命令行读取模型文件

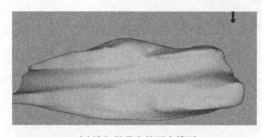

(b)读入场景中的两个模型

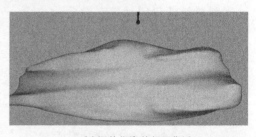

(c)调整位姿并相互靠近

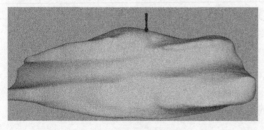

(d)发生碰撞的位置

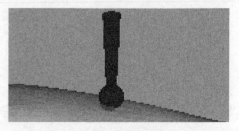

(e)发生碰撞的效果

```
文件(F)  编辑(E)  格式(O)  查看(V)  帮助(H)
三角形1:(-0.130658,10.2485,8.8116)  (-0.139557,10.3797,8.4821)
(-0.325775,10.2089,8.60315)
三角形2:(-0.341143,10.1662,8.58685)  (-0.321449,10.3939,8.48149)
(-0.123027,10.3939,8.56079)
交线   :(-0.227215,10.2851,8.57323)  (-0.272864,10.2574,8.56876)
三角形1:(0.0328003,10.3475,8.8249)  (0.229083,10.2468,9.38726)
(0.313483,10.5097,8.87559)
三角形2:(-0.058529,10.1662,8.77055)  (0.0302695,10.3939,8.70992)
(0.114293,10.3939,8.90617)
交线   :(0.0875768,10.3587,8.88521)  (0.0697455,10.3689,8.83157)
三角形1:(0.0328003,10.3475,8.8249)  (0.229083,10.2468,9.38726)
(0.313483,10.5097,8.87559)
```

(f)输出的碰撞位置的信息

图 8.20　场景一的仿真过程以及碰撞信息的输出

　　在场景二中，整个碰撞检测仿真流程包括命令行读取模型文件、读入场景中的两个模型、调整位姿并相互靠近、发生碰撞的位置、发生碰撞的效果、输出碰撞位置的信息，如图 8.21(a)～(f)所示。在场景一和场景二中分别应用混合层次包围盒算法(a)、多线程加速的混合层次包围盒算法(b)和虚拟球与多线程结合的混合层次包围盒算法(d)实施碰撞检测，统计出两个场景中三种算法的碰撞检测时间如表 8.7 所示，计算出两个场景的帧频如表 8.8 所示。

```
管理员: C:\Windows\system32\cmd.exe

E:\MeshIntercestDection\Release>Mesh14.exe datui.stl ss4.stl
hardware_concurrency:4
Linking program
triangle count:260710
triangle count:230
Linking program
Linking program
```

(a)命令行读取模型文件

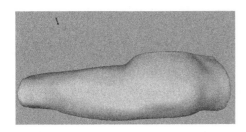 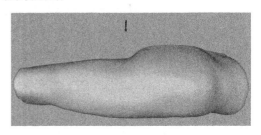

(b)读入场景中的两个模型　　　　　　　　(c)调整位姿并相互靠近

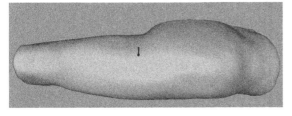 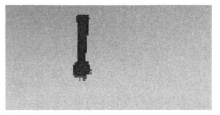

(d)发生碰撞的位置　　　　　　　　　　(e)发生碰撞的效果

文件(F) 编辑(E) 格式(O) 查看(V) 帮助(H)
三角形1:(-21.1783,4.85812,2.37051) (-21.1559,5.00392,1.76611)
(-21.1224,5.41818,1.7134)
三角形2:(-21.1829,5.17947,1.75329) (-21.2164,5.17947,1.58483)
(-21.0758,5.40723,1.75329)
交线 :(-21.1337,5.28409,1.75329) (-21.1322,5.29769,1.72873)
三角形1:(-21.1486,5.27103,2.32058) (-21.1224,5.41818,1.7134)
(-21.0797,5.83203,1.6614)
三角形2:(-21.0792,5.65891,1.75329) (-21.1206,5.65891,1.54514)
(-21.1925,5.88366,1.75329)
交线 :(-21.0956,5.69145,1.75329) (-21.0968,5.66592,1.68227)
三角形1:(-21.1559,5.00392,1.76611) (-21.0872,5.5567,1.10627)
(-21.1224,5.41818,1.7134)
三角形2:(-21.2164,5.17947,1.58483) (-21.1174,5.40723,1.54383)

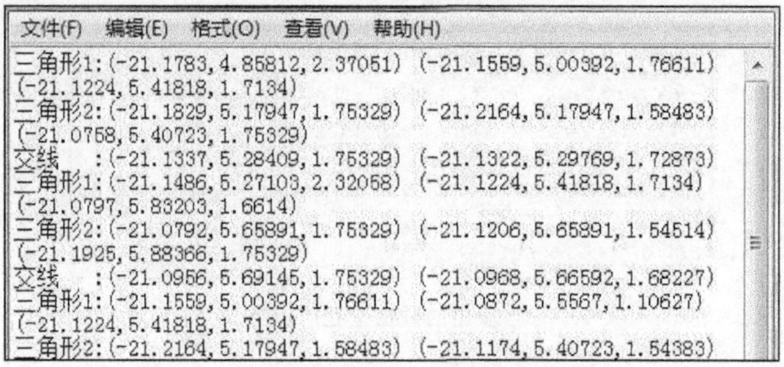

(f)输出的碰撞位置的信息

图 8.21 场景二的仿真过程以及碰撞信息输出

表 8.7 两个场景的检测时间

场景	软组织三角面片数	手术器械三角面片数	算法(a)检测时间/ms	算法(b)检测时间/ms	算法(d)检测时间/ms
场景 1	24552	230	46.350	36.350	17.451
场景 2	260710	230	363.746	250.756	38.892

表 8.8 两个场景的平均帧频 (单位：帧/s)

	场景 1	场景 2
算法(d)平均帧频	275	78

通过表 8.7 可以看出，在同一个场景中，通过这三种算法测试时间的比较，算法(d)的碰撞检测时间明显少于其他两种算法，算法(b)也能提高检测的效率，但与算法(d)相比优势不明显。通过表 8.7 可以看出，随着环境模型的三角面片数目的增加，算法(b)和算法(d)在碰撞检测时间上的优势越来越明显，特别是算法(d)，因此基于虚拟球的层次包围盒的碰撞检测算法能够有效地实施碰撞检测并且具有较高的检测效率。表 8.8 给出了算法(d)在场景一和场景二中的平均帧频数。

8.4 基于仿经纬度空间降维思想的碰撞检测算法研究及程序实现

利用仿经纬度空间降维的思想，将三角形形心的空间坐标变为二维坐标，并设计了一个以多层跳表为核心的数据结构对该二维坐标进行存储，最后设计了基于该数据结构的碰撞检测算法。

8.4.1 仿经纬度空间降维设计

地球是三维结构，但是在二维的地图中，利用经度与纬度，可以清晰地将地球表面的每一个地理位置都表示出来。当两个不等大的物体进行碰撞检测时，如手术器械的刀尖与软组织器官之间，如果碰撞点集中在某个局部的范围，那么优秀的检测方案应该可以充分借助手术刀的空间位置来快速地缩小检测范围。本节提出的缩小范围与空间分割法不同，空间分割虽然可以根据当前的空间位置快速缩小碰撞的范围，但是由于其始终需要建立一个严格的空间树或者空间的哈希映射，因此一旦发生修改，我们可能需要修改整个空间树，而调整空间树的时间是不容忽视的。

　　本节中的碰撞检测部分，由于碰撞检测组织网格划分的质量较高，所有的三角面片单元都近似为正三角形，且人体很多结构模型是饱满的。在此基础上，本节提出了仿经纬度空间降维的设计思想，这个想法与地图定位地球表面很类似。我们让所有的三角面片都以其形心作为其空间位置的唯一标识，将整个模型的 z 轴作为纬度，将 x 与 y 坐标以及确定的一个中心点与一个零经度位置确定其所处的经度，其结构如图 8.22 所示，这样其空间的坐标转化为二维的坐标。该思想主要有两点需要注意：一个是纬度范围的设定，另一个则是经度的分布设定。

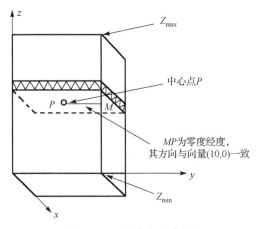

图 8.22　经纬度示意图

1. 纬度范围设定

　　本节纬度的范围由表面三角面片集合中 z 坐标最大以及最小的两个三角面片来确定纬度的极限范围，这个极限的范围在文件读取信息的过程中就能够确定。纬度范围的确定，可以方便后续经纬度数据结构建立时进行哈希映射，加快碰撞检测的搜索速度。

2. 经度值最优分布分析

　　经度的产生一定与中心位置相关联，由于地球近似为一个球形，以俯视的角度来查看所有的经度，就是按照地球的球心以及一个人为确定的零度经度而得到的所有经度值。本节借助了这个特点，同时考虑人体组织并非为圆形，所以需要对人体组织按照纬度进行分层，并且每一层都确定一个中心点。这个中心点的选择应该能够让该纬度的三角面片集合对应的经度在 0°～360° 均匀分布，也就是说这个中心点应该可以尽可能让所有的三角面片均匀分布在四周，这样能够提高搜索的精度，避免搜索时计算机存储的浮点精度不足而导致碰撞检测成功率下降。因为计算机的浮点值最多只能精确到小数点后 6 位，如果一个纬度上的三角面片所生成的经度的范围越大，那么精度冲突的可能性就会减小。0° 的经度是自定义的，只需要人为确定一个方向即可，保持程序所有 0° 的经度方向一致便可以了。本节中每一层纬度的中心是在线系统进行信息文件读取时完成的，首先需要提前计算得到三角面片的平均高度 h，然后 $2h$ 则是判断是否为同一层的标志，即 0～$2h$ 为第一层，$2h$～$4h$ 为第二层，以此类推。最后利用一个动态结构体数组，进行每一层的所有坐标累计，同时记录每一层的单元数目。该结构如下：

```
structcenter_info
{
    double d_x_sum;
    double d_y_sum;
    double d_z_sum;
    int n_counts;
};
```

最后在文件都读入内存后，可以用 d_x_sum（所有三角面片中心点 x 坐标值的总和）与 n_counts（该层的三角面片数）相除，得到该层中心坐标的 x 坐标，同理可以得到 y 坐标以及 z 坐标。这样得到的中心就是这一层的几何中心，能够尽可能让所有的经度平均分散。

8.4.2　双关键字跳表结构设计

1. 双关键字优先级设定

本节使用仿经纬度空间降维的思想进行碰撞检测，在每一层的纬度中，对于经度都是采用跳表（SkipList）的数据结构按照从小到大的顺序进行存储。虽然碰撞检测需要检测的是表面的三角面片，但是在后续虚拟手术虚拟切割过程中会有拓扑结构的改变，这时可能会产生在一个纬度上有的三角面片在给定的 double 精度处会产生具有相同经度的三角面片，这样会导致有的三角面片的排序规则混乱。针对这个情况，我们需要将原来的单关键字经度的跳表修改为存在优先级关系的双关键字，这两个关键字分别为经度 M 以及当前的三角面片与该层纬度的中心距

离 L。这两个关键字中，经度 M 的优先级高于中心距离 L，即优先通过经度 M 进行排序。经度关键字 M 在跳表中是按照从小到大的顺序进行存储的，一般情况下中心距离 L 是不参与算法的，只有当经度 M 重合时，才会利用中心距离 L 进行选择位置存储。中心距离 L 是按照其大小逆序排序的，因为在手术过程中，会有切开、挖除的一些操作，这样会导致组织表面有凹陷部分，这里可能会存在经度值一样但是中心距离 L 不同的情况，在凹陷部分也就是中心距离 L 小的地方才是会发生碰撞的地方。碰撞检测过程中是正向搜索，那么第一个搜索到如果有经度一致的情况，优先搜索到的则是中心距离小的，也就是凹陷处，就可以直接判断刀具器械与软组织是否能够快速接触上。本节将双关键字封装为如下的结构体：

```
structDoubleKeyNode{
    doubled_M;
    doubled_L;
};
```

2. 双关键字跳表结构原理及效率分析

跳表内部是多层链表的结构，每一个节点按照随机概率的理论不断计算是否传递到高一层的链表中。如图 8.23 所示，最底层是原始的节点，而第 2 层的节点元素来自底层，但是数量一般为底层元素的 1/2。底层的链表每一个节点都是按照独立的随机概率决定是否传递到第 2 层链表中，这个概率值为 50%。与传统的根据临近元素来决定是否上推的 AVL 或红黑树相比，跳表则使用完全独立于集合内其他元素的概率来作为跳表内该元素是否继续上推的标准。这种方式的最大优势就是可以让每一次的插入都是概率独立的，本次的插入不会因为其他元素的改变而有所改变。基于概率独立的性质就能够让冲突只发生在数据真正写入的那一步操作上，而对于链表来说，数据的写入是能够做到无锁地写入新数据的，于是，利用跳表就能成功地做到无锁的有序平衡"树"（多层级）结构。而且由于每一个元素是否传递到上一层的可能性相等，上一层的元素个数约为下一层个数的 1/2，这个效果相当于严格的平衡二叉树，其搜索效率可以达到稳定的 $\log_2 n$，其中 n 为底层元素的个数。而如果利用包围盒建立的树形结构，或者空间剖分法的树形结构都无法避免一个问题，即无法令建立的包围盒树非常平衡，原因是模型整体的形态并非均匀分布且规则的。所以虽然都可以拥有对数的搜索速度，但是本节的这个结构显然更加稳定，而无论包围盒还是空间剖分法都会遇到无法建立平衡的树形结构，因此其速度无法稳定达到对数级别，容易导致搜索速度波动比较大。

另外一个优点在于本节的双关键字跳表结构，可以保证在更新、删除与调整某一个三角面片的时候达到与查询相同的效率，这是因为这些操作过程在内存中都是相似的。而当前普遍的包围盒算法总是会无法确定哪些需要更新，因此其

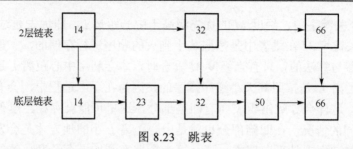

图 8.23　跳表

碰撞检测的效率就会受到包围盒更新影响而无法达到真实对数规律的检测效率。
本节的跳表设计的类的声明如下：

```
structSJumpNode{                              //跳表存储的节点
    public:
        SJumpNode();
    public:
        SJumpNode *pjumpnode_left;
        SJumpNode *pjumpnode_right;
        SJumpNode *pjumpnode_up;
        SJumpNode *pjumpnode_down;
        SJumpNode *pjumpnode_head;
        intnum_triangle_index;                //三角面片的序号
doubled_angle;};
classCJumpTable
{
public:
    structSJumpNode{
        SJumpNode();
        SJumpNode *pjumpnode_left;            //当前节点的左连接
        SJumpNode *pjumpnode_right;
        SJumpNode *pjumpnode_up;
        SJumpNode *pjumpnode_down;
        SJumpNode *pjumpnode_head;            //连接的是当前链表的头节点
        intnum_triangle_index;
        doubled_angle;};
    CJumpTable();
    ~CJumpTable();
    boolFindValue(double d_angle);
    boolInsertValue(double d_angle,intnum_triangle_index);
    boolDeleteValue(double d_angle);
    intGetCrashNearbyTriangleIndex(double d_angle);
private:
    void __Init();
    bool __CanNewJumpNodeUp();
    void __DeleteJumpTable();
    SJumpNode* m_pjumpnode_head;};
```

8.4.3　经纬度碰撞检测数据结构

1. 碰撞检测数据结构建立

本节的碰撞检测数据结构是基于仿经纬度空间降维的思想，以本节设计的双关键字跳表为核心，动态生成一个跳表的映射数组，同时在后续研究中设计匹配该数据结构的碰撞检测算法。

建立碰撞检测数据结构的流程如图 8.24 所示，具体分为如下步骤。

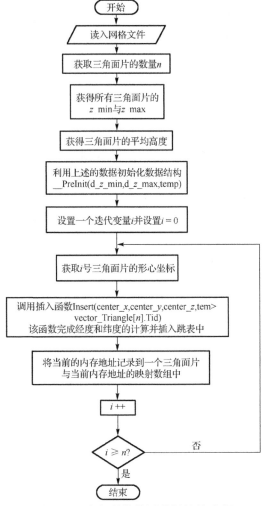

图 8.24　建立碰撞检测数据结构流程

第一步：需要从信息读入内存的时候，获取所有表面三角面片的 z 坐标的范围 z_min 与 z_max 以及确定三角面片的平均高度 h。

第二步：初始化数据结构中的纬度范围以及跳表映射数组的初始数目，其中初始数目的设定见式(8.3)。

$$\text{num} = (z\_\text{max} - z\_\text{min}) / h \tag{8.3}$$

式中，num 为建立数据结构的过程中第二步的初始数目；z_min 与 z_max 分别是所有表面三角面片中心的最小 z 值以及最大 z 值；h 为三角面片的平均高度。

第三步：遍历所有的三角面片，记录得到各个纬度层的中心坐标，完成经度的最优化分布。

第四步：开始将所有的三角面片都插入本节碰撞检测的数据结构中，并建立表面三角面片序号与碰撞检测数据结构中的底层跳表节点的内存地址。

2. 碰撞检测数据结构更新与删除

虚拟手术中碰撞检测模块除了检测功能外，系统还有软组织的形变以及虚拟切割等功能，一旦四面体单元的节点位置发生变化，就会导致碰撞检测原来建立的结构也需要做出相应的更新。如果不同步更新，将会导致碰撞检测的判断错误，本节对碰撞检测数据结构的更新分为两步。

(1)三角面片的删除。删除本节碰撞检测数据结构中的某一个三角面片，需要借助一个辅助的数组，这个数组记录的内容则是碰撞检测中底层跳表节点的指针 pList，也就是记录了每一个三角面片在数据结构中的内存位置，由于该结构的所有三角面片都是概率独立的，删除一个三角面片并不会影响其他的三角面片，所以直接删除该纬度上的三角面片即可。

(2)三角面片的更新。由于使用的是跳表作为核心的数据结构存储方案，所以对于三角面片的数据更新，其实就是先将该三角面片删除，然后重新插入。

3. 碰撞检测数据结构整体示意图

本节的碰撞检测数据结构核心是利用纬度分层，每一个纬度均为跳表，利用跳表按照双关键字将三角面片的信息有序地存储到对应的位置。其整体结构见图 8.25。

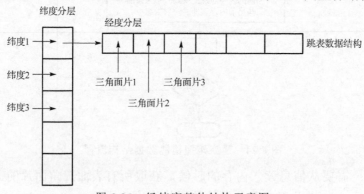

图 8.25　经纬度整体结构示意图

8.4.4 底层三角面片的精确碰撞

1. 纬度检测

在虚拟手术系统中，手术器械在碰撞检测过程中首先需要检测的就是当前的 z 坐标，也就是刀尖的三角面片 A 的形心的纬度是否超过碰撞检测纬度的范围，如果超过了这个范围，那么可以直接返回没有碰撞的结果，而如果没有超过这个范围，则进入第二个步骤，即包围盒检测。第一步的纬度检测其实是粗检测。

2. 包围盒检测

碰撞检测模块首先计算出三角面片 A 的经度以及纬度，然后在经纬度的数据结构中按照插入三角面片的形式进行查找，可以发现在它能够伪插入位置的左右两边就有原先的三角面片存在，那么与之经度相差更小的就是与刀刃处的三角面片 A 最有可能碰撞的三角面片 B。目前就要判断三角面片 A 的包围盒是否和三角面片 B 的包围盒碰撞上了，先得到三角面片 A 的包围盒，计算其包围盒的中心点 $O_A(x, y, z)$ 以及三个轴向 x、y、z 方向上的长度 len_x、len_y、len_z。然后计算出三角面片 B 的包围盒的中心点 $O_B(x', y', z')$ 以及三个轴线 x、y、z 上面的长度 $\text{len}_{x'}$、$\text{len}_{y'}$ 与 $\text{len}_{z'}$，如图 8.26 所示。进而比较两个包围盒是否相交，其公式如下：

$$|x - x'| <= \max(\text{len}_x, \text{len}_{x'}) \tag{8.4}$$

$$|y - y'| <= \max(\text{len}_y, \text{len}_{y'}) \tag{8.5}$$

$$|z - z'| <= \max(\text{len}_z, \text{len}_{z'}) \tag{8.6}$$

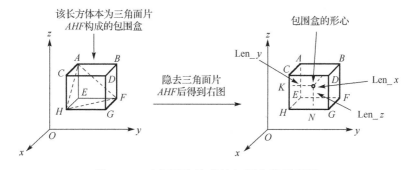

图 8.26 三角面片构成的包围盒的示意图

如果式(8.4)～式(8.6)都满足，就可以得到包围盒碰撞上的结果，否则直接返回未碰撞的标识。

3. 穿越算法检测

包围盒检测，由于是利用绝对坐标系中的 x、y、z 得到一个长方体的空间进行检测，检测的精度依旧不高。穿越算法是一种检测两个平面是否互相交错的算法，利用三角形的三个点与某个平面的任意一个点形成的三个向量与平面的法向量点乘，通过其结果的正负号可以知道该三角形是否穿越了平面。本节利用穿越算法的思想作为碰撞检测底层检测的一个环节，主要是为了排除如图 8.27 所示的情况。

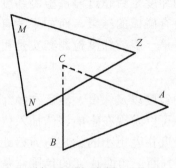 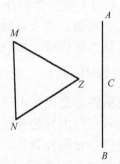

(a) 两个三角形的正视图　　　　　　　　(b) 以一个三角形作为平面的正视图

图 8.27　两个三角面片的空间关系

本节的穿越算法的实现方式便是利用点乘来判断是否穿越。想判断三角形 MNZ 是否穿越了另一个三角形 ABC 所在的平面，首先利用式 (8.7) 得到三角形 ABC 所在平面的法向量 $\vec{P}$；得到 $\overrightarrow{MA}$、$\overrightarrow{ZA}$ 以及 $\overrightarrow{NA}$ 后，判断 $\overrightarrow{MA} \cdot \vec{P}$、$\overrightarrow{ZA} \cdot \vec{P}$ 及 $\overrightarrow{NA} \cdot \vec{P}$ 是否符号一致，因为点乘后的正负在物理意义上就是投影的方向，如果三个点乘后的结果都是正或者都是负，那么两个三角形没有相交，如果有一个符号不一致，那么有交错，但是不一定相交，这种情况下就会进入最后的精确检测。

$$\vec{P} = \overrightarrow{AC} \times \overrightarrow{BC} \tag{8.7}$$

式中，$\vec{P}$ 为三角形 ABC 所在平面的法向量；$\overrightarrow{AC}$ 为点 A 到点 C 的向量；$\overrightarrow{BC}$ 为点 B 到点 C 的向量。

4. 仿射坐标系精确检测

如图 8.28 所示，本节以三角形 ABC 中 BA 与 BC 作为仿射坐标系中的单位轴，并且假设三角形 MNZ 的线段 MN 穿过平面 ABC，令交点为点 H。

$$\overrightarrow{OM} - (\overrightarrow{OB} + x\overrightarrow{BA} + y\overrightarrow{BC}) = k\overrightarrow{MN} \tag{8.8}$$

式 (8.8) 中，O 是坐标原点的位置，根据图 8.28 可以得出如下的关系：

$$\overrightarrow{BA} = (a_1 - b_1, a_2 - b_2, a_3 - b_3) = (ba_1, ba_2, ba_3) \tag{8.9}$$

$$\overrightarrow{BC} = (c_1 - b_1, c_2 - b_2, c_3 - b_3) = (bc_1, bc_2, bc_3) \tag{8.10}$$

$$\overrightarrow{MN} = (n_1 - m_1, n_2 - m_2, n_3 - m_3) = (mn_1, mn_2, mn_3) \tag{8.11}$$

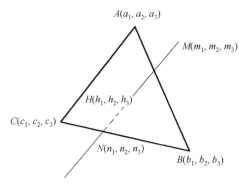

图 8.28　线与三角形相交

根据式(8.8)～式(8.11)得到式(8.12)～式(8.14)，写成矩阵的形式，则为式(8.15)。

$$xba_1 + ybc_1 + kmn_1 = m_1 - b_1 \tag{8.12}$$

$$xba_2 + ybc_2 + kmn_2 = m_2 - b_2 \tag{8.13}$$

$$xba_3 + ybc_3 + kmn_3 = m_3 - b_3 \tag{8.14}$$

$$\begin{bmatrix} ba_1 & bc & mn_1 \\ ba_2 & bc_2 & mn_2 \\ ba_3 & bc_3 & mn_3 \end{bmatrix} \times \begin{bmatrix} x \\ y \\ k \end{bmatrix} = \begin{bmatrix} m_1 - b_1 \\ m_2 - b_2 \\ m_3 - b_3 \end{bmatrix} \tag{8.15}$$

$$x + y < 1 \tag{8.16}$$

利用克莱默法则，可以得到 x 与 y 的值。如果满足式(8.16)，那么说明线段 MN 穿过了三角形 ABC，否则就是没有穿过，利用该算法能够确定两个三角形是否相交。

8.4.5　碰撞检测程序

本节为碰撞检测程序设计了一个 CCrashCheck 对象，主要实现了如下几个核心函数。

(1)数据初始化 Init()。

(2)插入 Insert()。

(3)碰撞检测函数 IsCrash()。

具体的 CCrashCheck 对象声明如下：

```
classCCrashCheck{
public:
    structSBaseInfo{
```

```
    public:
        SBaseInfo();
    public:
        doubled_center_x;
        doubled_center_y;
    CJumpTableotable;
    };//structSBaseInfo//每一层纬度的中心坐标结构体
public:
    CCrashCheck();
    ~CCrashCheck();
public:
    void  Init(double d_z_min,doubled_z_max,CMyData* temp,
            intnum_number_of_z_layers = 100); //初始化
    void  Insert(double d_x,doubled_y,doubled_z,intnum_
            triangle_index);        //插入
    bool  Find(double d_x,doubled_y,doubled_z);    //查找
    bool  IsCrash(double d_point_a_x,doubled_point_a_y,
            doubled_point_a_z,double d_point_b_x,doubled_point_b_y,
            doubled_point_b_z,doubled_point_c_x,doubled_
            point_c_y,doubled_point_c_z,  CMyData *pdata);
                                    //碰撞检测
private:
    void __SetMinZ(double d_min_z);    //设置 Z 的最小值
    void __SetMaxZ(double d_max_z);    //设置 Z 的最大值
    void __SetLayerNumber(intnum_number_of_z_layers);
                                    //设置纬度层的数目
    void __PreInit(double d_min_z,doubled_max_z,CMyData* temp);
                                    //预处理
    int __GetIndex(double dz);
    bool __IsLineInTriangle(
    doubled_triangle_a_x,doubled_triangle_a_y,doubled_triangle_a_z,
    doubled_triangle_b_x,doubled_triangle_b_y,doubled_triangle_b_z,
    doubled_triangle_c_x,doubled_triangle_c_y,doubled_triangle_c_z,
    doubled_line_m_x,doubled_line_m_y,doubled_line_m_z,
    double d_line_n_x,doubled_linle_n_y,doubled_line_n_z);
                                    //碰撞检测
    double __GetValueOf_3_3_Determinant(
    double d_a11,double d_a12,double d_a13,double d_a21,double
    d_a22,double d_a23,double d_a31,double d_a32,double d_a33);
```

```
private:
    doublem_d_min_z;
    doublem_d_max_z;
    intm_num_number_of_z_layers;
    SBaseInfo *m_pbaseinfo;};
```

8.4.6 碰撞检测算法验证及分析

本节对完成的经纬度碰撞检测算法进行了测试,测试结果证明该算法能够完成虚拟手术培训系统的碰撞检测功能。其测试的 Visual Studio 2012 文本结构如图 8.29 所示,文本结构整体包含如下几个模块。

(1)信息存储的结构体集合(信息文件类)。

(2)测试的函数集合(测试函数)。

(3)碰撞检测的函数集合(碰撞检测模块)。

(4)组织节点的生成函数(节点单元生成程序)。

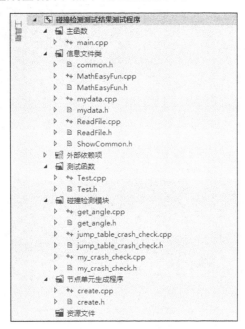

图 8.29 测试用例程序图

本节对虚拟手术培训系统中的碰撞检测模块单独书写了一个 C++版本的测试用例,用以检测其经纬度碰撞检测数据结构建立速度、碰撞检测中粗检测速度、碰撞检测中精确检测速度以及建立的数据结构中三角面片更新的速度。由于经纬度碰撞检测数据结构建立的过程是在预处理阶段完成的,其速度的快慢并不会影响手术过程中的手术操作：下刀、挤压、切割、拉拽等。因此本节只测试了程序在 100～500000 个三角面片情况下进行的经纬度碰撞检测数据结构建立速度。本节的测试环境为 Windows 7 系统，内存为 3GB，CPU 主频为 2.6GHz，显存为 1GB。在 100～500000 个三角面片中，测试选择了 12 组不同数目的三角面片数，其三角面片数分别为 100 个、200 个、500 个、1000 个、2000 个、5000 个、10000 个、20000 个、50000 个、100000 个、200000 个、500000 个，其中每一个数量的三角面片集合都进行了 5 次经纬度碰撞检测数据结构建立的速度测试，时间单位为 ms。其测试的部分结果如图 8.30 所示，所有的数据如表 8.9 所示。

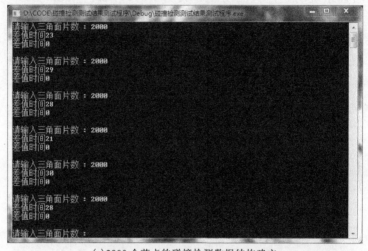

(a) 2000 个节点的碰撞检测数据结构建立

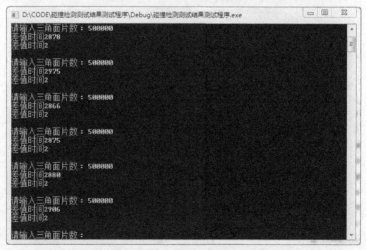

(b) 500000 个单元的碰撞检测数据结构建立

图 8.30　两组不同三角面片数的数据结构建立时间对比

表 8.9　建立数据结构的时间　　　　　　　　（单位：ms）

三角面片数	测试次数				
	1	2	3	4	5
100	3	5	4	4	5
200	8	8	9	7	8
500	18	19	17	16	17
1000	22	29	33	26	27
2000	29	28	21	30	28
5000	45	43	47	44	43
10000	68	67	66	66	71
20000	118	106	115	117	119
50000	258	265	264	266	265
100000	511	517	508	519	516
200000	1058	1049	1040	1038	1059
500000	2975	2866	2875	2880	2906

　　从表 8.9 可以发现，我们在不同网格数目下建立碰撞检测的数据结构所消耗的时间有所波动，然后每个三角面片数的 5 次测试时间取平均值，根据式（8.17）可以得到时间波动占总创建时间的比例，见图 8.31。

$$Q = (T_{\max} - T_{\min}) / T_{\max} \tag{8.17}$$

式中，$T_{\min}$ 与 $T_{\max}$ 是相同数目三角面片在多次实验建立碰撞检测数据结构所消耗时间的最小值与最大值；Q 是时间消耗的最大值与最小值之差占总的消耗时间的比重。

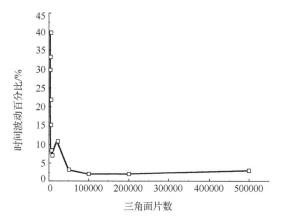

图 8.31　碰撞检测数据结构建立时间波动分析

　　根据图 8.31，我们可以知道在三角面片数比较少的时候建立碰撞检测数据结构的时间波动比较大，但是当三角面片数增加的时候，其波动开始逐渐减小，到了 10000 个三角面片之后，再增加三角面片，其波动基本稳定到了 5%左右。这里考虑到计算机的实现是多进程的，由 CPU 进行循环调度，因此在执行过程中，其他进程的调度频繁程度以及系统当前进程的数量都会对碰撞检测数据结构的建立有所影响，这个影响根据表 8.9 可以看出，在小范围内是具有偶然性的，但是当网格的数目增加后，其偶然性也就成为了一个稳定的概率。另外，从数据结构建立时间波动图可以看出，本节创建数据结构的时间基本稳定，建立数据结构算法的稳定性可以得到保证。本节将表 8.9 每一个数量节点的 5 次测试数据取平均值，可以得到不同三角面片数下建立碰撞检测数据结构消耗的时间关系曲线如图 8.32 所示。这里可以看出本节创建数据结构的时间与三角面片数为线性关系，即碰撞检测数据结构的建立时间复杂度为 $o(n)$，而我们知道正常扫描所有三角面片的时间复杂度也是 $o(n)$，这直接说明了本节建立碰撞检测数据结构的效率非常高。

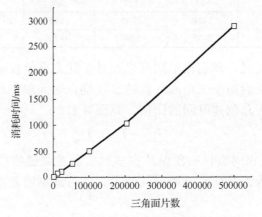

图 8.32　不同三角面片数下建立碰撞检测数据结构消耗的时间关系曲线

在手术培训系统中，碰撞检测一般先进行粗检测，如果粗检测没有问题则进行精确检测。精确检测无法第一时间判断手术器械是否碰撞上组织模型，更多情况需要精确到与组织模型的表面三角面片进行碰撞检测。而粗检测一般是距离比较远，可以不用底层三角面片的检测即可得知是否碰撞上。为了与传统的碰撞检测进行对比，本节对经纬度碰撞检测算法的测试也分为粗检测与精确检测。

粗检测阶段碰撞检测是在手术器械的网格数固定为 10000 个，而不断变化肌肉模型的网格数目，不断让手术器械在肌肉模型的远处移动，从而进入粗碰撞检测的测试。得到的测试数据如图 8.33 所示，可以知道经纬度碰撞检测的粗检测阶段，其检测时间消耗不会随着网格的数目变化而有较大的波动，始终比较稳定。与传统的粗检测消耗时间比较如图 8.34 所示，可以看出经纬度碰撞检测查询的稳定性比较高，而且在三角面片数量增加的情况下，不会像传统的碰撞检测那样随着三角面片数增加查询时间线性增加，本节始终保持较低的查询时间。

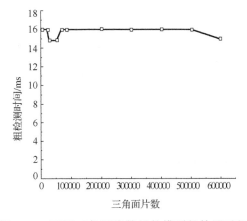

图 8.33　不同三角面片数量的模型粗检测时间

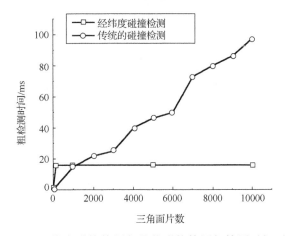

图 8.34　经纬度碰撞检测与传统碰撞检测粗检测时间对比

　　精确检测阶段碰撞检测实验是在手术器械的网格数固定为 10000 个，不断变化肌肉模型的网格数目并让手术器械在肌肉模型表面移动，令两个模型有所相交，从而进入精确检测阶段，将传统的碰撞检测算法以及经纬度碰撞检测算法从运行到给出检测结果的时间数据记录下来，数据见图 8.35，可以从图中看出，经纬度碰撞检测程序在 0～9000 个三角面片的过程中检测速度相比传统较慢，但是为 9000～60000 个时，本节的检测速度相对更快。本节的精确检测对于三角面片数的变化敏感度不高，可以看出查询的效率是稳定的。同时，因为经纬度碰撞检测算法的精细查询由多个子查询组合而成，可以使得没有发生碰撞检测的情况不必走完整个精细检测即可返回检测结果，所以效率更高。根据测试结果能直观地看到精确检测与粗检测的时间相差无几，其对比图如图 8.36 所示。

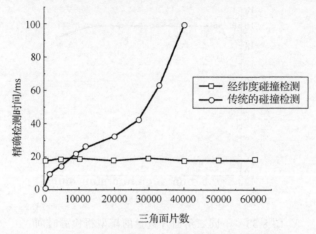

图 8.35　经纬度碰撞检测与传统碰撞检测精确检测对比

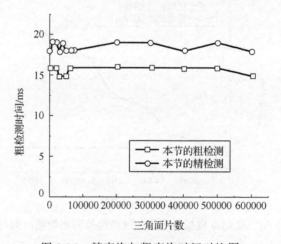

图 8.36　精查询与粗查询时间对比图

　　经过上述的测试，可以看出经纬度碰撞检测算法在建立碰撞检测数据结构后，模型三角面片数的多少不会对检测速度有很大的影响。经纬度碰撞检测算法相比于传统的碰撞检测算法有着更高的稳定性，而且查询速度在 10000 个三角面片以上的时候比传统的碰撞检测算法更快，三角面片的数目越多，经纬度碰撞检测算法的效率相对传统的碰撞检测算法而言更快。但是经纬度碰撞检测算法对于内存的消耗是传统碰撞检测算法的 1.5 倍左右，这是由于经纬度碰撞检测数据结构占用的内存空间稍微大于传统的包围盒树所占用的内存。由于现代计算机对于内存的宽容度相对比较高，而且价格不高，故内存所带来的更大的消耗是可以承受的。

8.5　本　章　小　结

本章主要介绍了两种虚拟手术中的碰撞检测方法：一种是通过在混合层次包围盒算法中引入虚拟球的概念，使得在碰撞检测过程中，只需要检测虚拟球内部的包围盒，达到提高检测效率的目的。在基于虚拟球的层次包围盒的碰撞检测算法实例应用中，结合了多线程加速，进一步提高了检测效率。另一种是基于仿经纬度空间降维思想的碰撞检测算法，该算法利用仿经纬度空间降维的思想，将三角形的形心的空间坐标变为二维坐标，以双关键字的跳表结构为核心设计出碰撞检测算法的数据结构。跳表结构使用了完全独立于集合内其他节点元素的概率作为链表内该节点元素是否上推的标准。这种方法的最大优点就是每一次上推都是概率独立的，不受其他元素的限制。这种数据结构等效于严格的平衡二叉树，能够使碰撞检测搜索的效率达到稳定的 $\log_2 n$。最后，基于所建立的数据结构，通过纬度检测、包围盒检测、穿越算法检测、仿射坐标系精确检测四个步骤实现了碰撞检测算法的粗检测功能和精确检测功能。

参 考 文 献

[1]　van den Bergen G. Efficient collision detection of complex deformable models using AABB trees. Journal of Graphics Tools, 1997, 2(4): 1-13.

[2]　刘晓东, 姚兰, 邵付东, 等. 一种基于混合层次包围盒的快速碰撞检测算法. 西安交通大学学报, 2007, 41(2): 141-144.

[2]　何艳娜, 陈学工. 一种基于三角网格模型的阶梯剖切算法. 福建电脑, 2012, 28(10): 110-112.

[4]　泥宗涛, 余英林. 基于分层包围盒的连续碰撞检测加速算法. 计算机工程与应用, 2000, 36(10): 24-26.

[5]　Pan J, Chang J, Yang X S, et al. Graphic and haptic simulation system for virtual laparoscopic rectum surgery. The International Journal of Medical Robotics and Computer Assisted Surgery, 2011, 7(3): 304-317.

[6]　Schauer J, Nüchter A. Collision detection between point clouds using an efficient k-d tree implementation. Advanced Engineering Informatics, 2015, 29(3): 440-458.

[7]　于凌涛, 王涛, 宋华建, 等. 面向虚拟手术的碰撞检测优化算法. 哈尔滨工程大学学报, 2014(9): 1164-1170.

[8]　Ye X, Zhang J, Wang Z, et al. Research on cutting algorithm based on local mesh projection

in virtual surgery simulation. IEEE International Conference on Mechatronics & Automation, 2013, 823(12): 279-284.

[9] Wang M N, Mao Z Y. Implementation method of cutting simulation based on transient display and delay adjustment strategy. Wireless Personal Communications, 2018,(2): 1-15.

[10] Yu L, Wang T, Song H, et al. Geometric modeling and collision detection based on hybrid bounding box in virtual gallbladder surgery. International Conference on Complex Medical Engineering, Beijing, 2013: 25-30.

第9章　基于瞬态显示和延迟处理算法的切割初步实现

切割算法是虚拟手术中的关键算法，它提供了虚拟手术系统的切割功能，其本质是实现模型的拓扑分离。一般的切割算法会有一个细分四面体单元的过程，这个过程会导致算法的复杂度较高，同时会产生大量的新单元而导致切割效率随着时间增长而逐渐降低。为此本章提出了瞬态显示延迟处理的思想，瞬态显示首先要解决的是路径分离。路径分离需要分两步：第一步找到手术刀切割的特征路径；第二步根据这个特征路径找到在四面体单元中与这个特征路径最匹配的一个四面体边的轨迹。然后根据这个匹配得到的四面体边的轨迹进行路径分离。瞬态显示就是先取消路径分离的拓扑改变过程，先将其路径分离的效果图显示到屏幕中，产生了切割完成后的效果。延迟调整则是在切割完成后即抬刀的时候，也就是碰撞检测发现没有任何操作的时候，在后台处理路径分离的拓扑改变过程，这样可以在没有切割操作的时候处理算法最复杂的部分，使得切割时不会出现视觉上的卡顿，让整体的切割流程更加顺畅。

9.1　切割算法中手术刀离散路径特征化处理

9.1.1　特征评价函数设计

手术器械在进行手术切割的过程中，刀尖的移动轨迹与真正切割的轨迹是一致的。但是手术时候手术刀的移动是有快慢的，本节采用的办法就是在手术刀碰撞上软组织的情况下，对其当前的空间位置高频率采样，获取手术刀的移动轨迹。但是为了避免刀尖移动速度不均匀导致的采样点分布不均匀，本节设计了一个特征评价函数，对采集的点的集合进行处理，排除一些非特征点，使得保留下来的刀的轨迹拥有关键的路径特征[1]。

$$K(s_1, s_2) = e^{\beta(s_1, s_2)/2} l(s_1) / 2 \tag{9.1}$$

式中，$K(s_1, s_2)$代表的是边s_1与边s_2的交点所拥有的特征评价值；$\beta(s_1, s_2)$代表的是边s_1与边s_2的弧度；$l(s_1)$代表的是边s_1与三角面片的平均边长的比值。

当碰撞检测发现手术刀器械与软组织碰撞后，特征评价函数就开始对除去第一个点的所有采样点进行特征评估，如果该点的$K(s_1, s_2)$大于一个给定值0.26，那么该点是特征点，否则就不是特征点，其效果见图9.1。本节为该评价函数设计了一个 C++的函数来实现该算法，该部分代码：

```
bool CSelfAdapt::DoPointCatch(const SPointpoint_now,
            const SPointpoint_last,
            const SPointpoint_next,
            const   double n_trangle_eage_length);
```

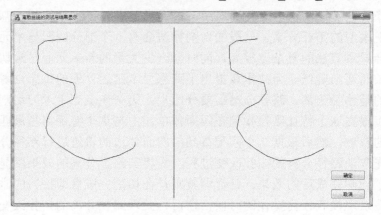

图 9.1　手术刀路径离散化特征点提取

在程序实现中，每当需要对某个点进行特征评价的时候，只需要调用该函数即可得到评价的结果。

9.1.2　无锁链表设计

本节动态处理手术刀器械轨迹的特征点，即将离散采样得到的点放入一个记录集合的同时调用特征评价函数进行动态评价，评价该点是否应该存入特征点的集合中。这里会涉及一个问题，因为本节采样线程的时间间隔很短，在程序中设置的仅仅是 40ms，这种情况下会频繁发生对点的评价，不断地将点从集合中添加和删除。本节利用链表来实现存储，而为了保护数据的稳定而对链表的添加和删除操作加锁会导致效率大幅度下降，因为加锁必然会导致多线程等待。因此本节设计了无锁链表，可以同时实现链表的添加与删除。本节设计的这个无锁链表主要借助了两个标记变量，一个是当前的节点个数 num_all，另外一个是当前已经删除的节点个数 num_del，初始化的时候两者都为 0。

链表在尾添加的时候，只与上一个尾节点有关，与其他的节点无关，除非该链表原来为 NULL，那么会涉及更新头节点的特殊情况。而头删除的情况也与尾添加一样，只会影响原先的头节点，除非原链表只有一个元素，才会影响尾节点。因此，只要能快速知道原链表是否超过两个元素就可以了。

$$num\_all - num\_del \geqslant 2 \tag{9.2}$$

在删除与添加的时候，只要满足式 (9.2)，删除与添加就可以并行。每添加一个元素，num_all 就加 1，每删除一个元素，num_del 就加 1。

9.2　切割算法中单元分离路径选择

9.2.1　最小平方和设计

$$k = \sum_{i=1}^{n} \text{length}(B_i)^2 \tag{9.3}$$

令当前点所构成的四面体单元分离路径与手术刀的特征路径之间的距离平方最小，可以得到一个可行的四面体单元分离路径。由于当前点的下一个点有多重选择，那么利用式 (9.3) 可以得到后续每一个点距离离散特征曲线的 k 值，这里选择 k 值最小的点。式 (9.3) 是利用求和的方式计算 k 值，这是因为在特征密集处可能有多个点，那么对于三角面片边长而言，与之相似的特征线由多个点构成，此时在使用式 (9.3) 的时候，该相似线段内所有的点都要计算其最小平方和。其效果见图 9.2。

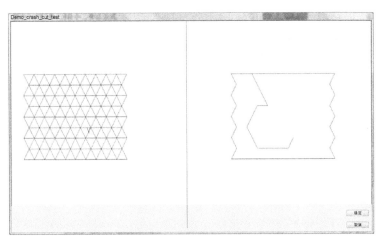

图 9.2　单元的分离路径

9.2.2　路径选择

路径选择程序基于最小平方和的思想，函数的传入参数为手术刀轨迹的特征点 vector_point，当前的碰撞点为 point_now，本次切割最开始的点为 n_begin_index，函数的声明代码如下所示。

```
int CSeedMate::__FindMostMateIndex(
    const std::vector<SPoint>&vector_point,
    const int n_begin_index,
    const SPoint&point_now);
```

9.3　切割算法中瞬态显示

　　虚拟手术系统呈现在医生或操作者眼前的人体组织结构是软组织模型表面的三角面片渲染的结果。渲染是时时刻刻都在进行的，因此在手术的过程中，如果可以根据切割路径的数据将切割效果直接绘制出来，那么既可以提高手术的流畅性又可以提高手术的真实感。

　　本节设计了一个瞬态显示的数据集合，专门用于存储切割过程中产生的路径节点以便于进行瞬态显示的渲染操作。由于可视化模块不完整，无法进行完善的测试运行，本节将该算法移植到了 MFC(Microsoft Foundation Classes)进行测试及模拟。在 MFC 中，本节设计了一个瞬态显示的类库。类库的声明如下：

```
struct SShiftSet
{
    double d_x_shift;
    double d_y_shift;
    double d_z_shift;
};
class CTempShow
{
public:
    CTempShow();
    CTempShow(CMyData* p_data);
    ~CTempShow();
public:
    void Show(CDC* p_cdc);                     //将两个临时点的信息显示
    void InPutPoint(int n_point_index);        //加入一个点
    void Init(CMyData* p_data);
private:
    void __Destroy();
    void __FuzzyDispersed(SPointA_now,SPointA_next,SShiftSet& shift);
    double __GetRadian(SPointA_now,SPointA_next);
    bool IsCross(SPointA_now,SPointA_next,SPointB_now,SPointB_next);
    int __GetStat(int n_x,intn_y,intn_z);
```

```
private:
    std::vector<SShiftSet>m_shif_outside;
    std::vector<int>m_original_point; //正常的点的信息
    CMyData* m_p_data;
    int m_n_which_fuzzy;
};
```

本节设计的瞬态显示模块，在切割过程中输入切割路径，具体的显示则在模块内部处理。模块内部会将路径进行分离，然后直接利用渲染函数渲染出切割效果。模块内部的显示与插入函数具有相互独立性，逻辑的代码和显示的代码是利用多线程设计实现的，因此本模块可以在动态添加路径节点时进行渲染显示，可以得到高效的切割效果。本节在 MFC 中对算法进行了移植，实现了瞬态显示模块的路径分离，如果想要移植到三维，只需要对 void Show（CDC* p_cdc）函数进行重新设计即可，然后利用 OpenGL 对内部的分离路径进行渲染。本节测试的分离路径效果见图 9.3。这里只显示一部分网格，由于网格放大得比较明显，切割路径的显示有些不自然，如果在正常手术中加上渲染就可以提高切割路径的光滑度。另外，如果在瞬态显示的模块中增加光滑切割边界的功能，可以使得切割效果更加自然。

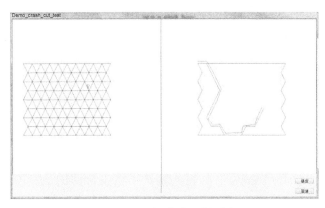

图 9.3　MFC 下的算法切割瞬态显示

瞬态显示模块中，由于输入的只是一个路径，为了显示出分离后的两个路径，本节设计了一个简单的模糊路径分离的函数 _FuzzyDispersed（SPointA_now,SPointA_next,SShiftSet& shift），其内部将空间关系划分为水平、倾斜以及竖直三类，程序中的标示分别为水平为 1，斜线为 2，垂直为 3，利用分离路径的后一个点与前一个点的偏移，借助 int_GetStat（int n_x,intn_y,intn_z）函数，得到空间关系，进行模糊的调整。

本节路径分离的主要设计思想是在切割过程中减少分离路径的互相干涉，如图 9.4 所示。

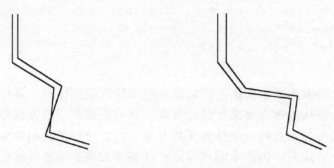

(a) 不完善的路径分离　　　　　　(b) 进一步完善的路径分离

图 9.4　路径分离图

9.4　切割算法中延迟调整算法

9.4.1　节点偏移平摊策略

虚拟手术切割中，在提刀的时候，就会进行真正拓扑结构的改变，将切割产生的坐标偏移进行真实的处理。本节采用的是节点偏移平摊策略，其平摊方向是当前切割分离的方向。

$$P_k = \sum_{i=1}^{n} L_i \times \alpha^{0.9^{k-1}} / 100 \tag{9.4}$$

$$\alpha^{0.9^{k-1}} < 15 \tag{9.5}$$

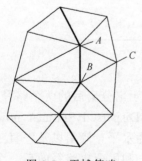

图 9.5　平摊策略

式中，P_k 指的就是 k 层点位移的长度；L_i 是传递到 P_k 上一级的 i 号点的偏移距离；α 是平摊系数，本节中取值为 60。利用式(9.4)，同时利用 7.2 节中的拓扑重构，可以找到下一层的点，然后迭代式(9.4)不断向外扩展，如图 9.5 所示，点 C 则会得到 A 与 B 的分摊值，由于点 C 为第一层的点，因此 k 值为 1，然后按照式 (9.4)不断往后进行偏移平摊策略，直到不满足式(9.5)，平摊算法结束。

9.4.2　特殊情况分析

由于切割路径是任意的，节点偏移平摊策略在切割路径近乎直线的情况下没有问题。但是实际使用中总会出现极端情况，需要对该平摊策略进行特殊化处理，由于实际中特殊情况非常多，全部处理很难实现，本节着重处理两种特殊情况，其余的按照普通的平摊策略实现即可。

1. 小曲率情况

如图 9.6 所示，在这种情况下向内部平摊是无法实现的，本节针对该特殊情况，采用的是偏移距离扩大三倍，然后单向平摊，由切割路径的一边进行偏移，另外一边不发生任何偏移。

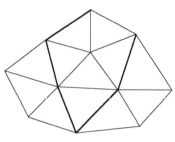

图 9.6　小曲率情况

2. 扩展空间不足情况

如果当前的软组织处于空间的尖点，在切割路径双向平摊的情况下会发生碰撞，即左右两边发生接触，在这种情况下，本节采用的策略是减小式(9.4)中的系数 0.9，将其缩减至 0.8。

9.4.3　时效性去重处理

由于节点偏移平摊策略是按照分离路径进行双向偏移的，难免会出现方向不明确的问题，即该单元偏移结束后，下层单元的偏移会导致该单元回到原位置，本节借助了时效性的思想，在一次切割的过程中，记录下当前切割的时间 time，在延迟调整时，每一个调整完毕的单元，都记录下当前切割的时间 time。由于时间的线程始终在运行，时间是一直增加的，因此在当前的平摊策略中，每一个单元存储的时间只有以下两种可能性。

(1) 当前的切割时间，证明当前的节点已经调整完毕，不需要再次调整。

(2) 以前的切割时间，一定是比当前的切割时间 time 的值更小，说明该点在本次切割没有调整过。借助该思想，即可预防平摊策略的死循环问题。

9.5　切割算法整体流程

虚拟手术培训系统的切割算法，是在碰撞检测后的软组织形变到了临界点后才进行的。其整体的切割流程框图如图 9.7 所示。

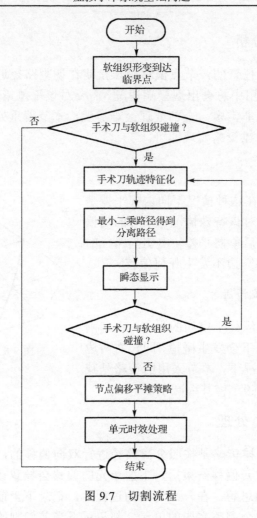

图 9.7　切割流程

9.6　切割算法验证及分析

本节对完成的虚拟手术切割算法进行了测试，结果证明可以完成虚拟手术培训系统的软组织切割功能。本节编写了虚拟手术系统切割算法的测试用例，主要分析了切割算法中的手术刀路径离散处理算法以及路径分离算法。

路径离散算法是为了在手术的过程中保留手术刀移动轨迹的特征点，减少重复无用的点而实现的算法。因此其主要功能是为了在保持原移动轨迹的基础上减少在内存中记录的路径点的数目，其离散点的最大长度一般为三角面片的边长。测试主要分为直线路径与曲线路径两部分进行分析。首先是直线部分，本节测试了三种速度的手术刀的直线移动方案，如图 9.8 所示。

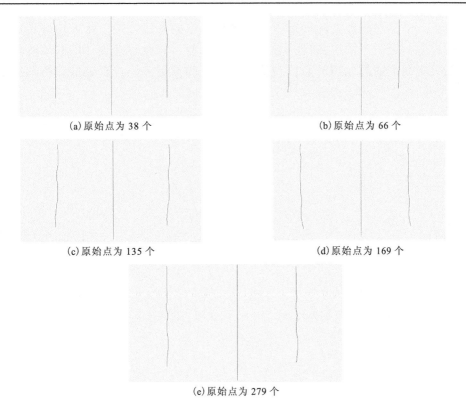

　　　　　　(a)原始点为 38 个　　　　　　　　　　　　(b)原始点为 66 个

　　　　　　(c)原始点为 135 个　　　　　　　　　　　　(d)原始点为 169 个

　　　　　　　　　　　　　(e)原始点为 279 个

图 9.8　手术刀直线移动的 5 种速度的测试

在上述测试中，经过离散化路径特征处理完的数据见表 9.1。

表 9.1　离散化的点数对比

原始路径点/个	38	66	135	169	279
处理后的路径点/个	11	11	14	14	15

　　将表 9.1 绘制为曲线，见图 9.9。图 9.9 经过拟合后得到的光滑曲线，见图 9.10，可以看出随着原始点数的增加，经过特征处理算法后的点数增加却很慢，经过拟合后的曲线类似对数函数，可以看出本节中的手术刀离散特征化处理在直线路径下对特征点数量的控制是符合设计要求的，可以避免手术刀的停留时间过长导致记录点的数目太多而无法顺利进行后续的切割处理。

　　其次是曲线部分，本节主要做了两个测试用例，如图 9.11 所示，其经过特征化处理的数据见表 9.2，其曲线图见图 9.12，可以发现其随着离散点数目的增加，曲线遵循对数函数变化，因此本节的离散路径特征化处理算法对曲线也是有效的。最后对比曲线与直线的特征化处理的点的数目，如图 9.13 所示，可以看出本节的特征化处理算法对于手术刀的移动轨迹离散点的处理是有效的。从曲线图中可以看出两点：一是实验证明随着手术刀离散曲线点的数目增加，特征化处理后的点的增长速度是遵循对数函数的，增长速度非常慢，符合算法设计的初始要求；二是算法对曲线路径的保留的点比直线路径保留的点更多，符合曲线的特征点更加密集的特征，因此曲线的对比结果也是符合实际情况的。

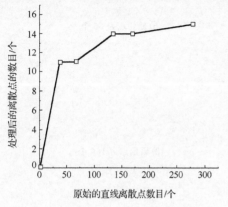

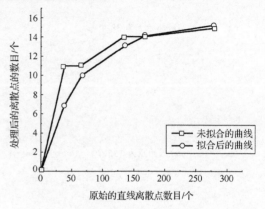

图 9.9　直线离散化路径特征处理图　　　图 9.10　直线离散化路径特征处理拟合图

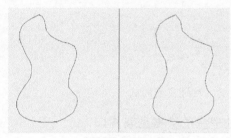

(a)原始点为 83 个

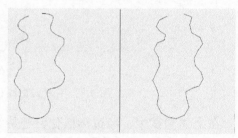

(b)原始点为 223 个

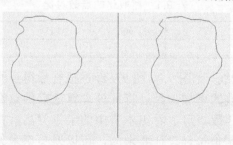

(c)原始点为 280 个

图 9.11　手术刀曲线移动的 3 种速度测试

表 9.2　特征处理前后点数的对比

原始路径点/个	83	223	280
处理后的路径点/个	31	36	34

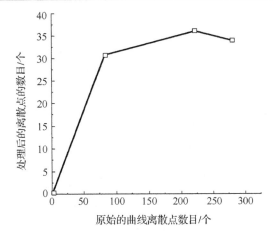

图 9.12 曲线离散化路径特征处理的点的数量图

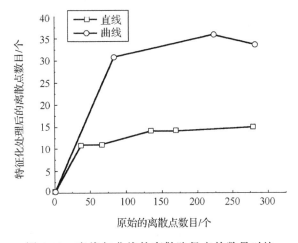

图 9.13 直线与曲线的离散路径点的数量对比

路径分离算法在本节的切割算法中是负责四面体单元以及三角面片拓扑结构更新的算法，该算法只有在当下时刻没有切割操作的情况下才会触发。经过算法的测试得到对不同数目三角面片进行路径分离操作的时间，如图 9.14 所示，本节的路径分离算法消耗的时间基本与参与的三角面片数呈线性关系，而且由于本节使用的是路径分离，不会对三角面片的数量造成影响，效率是稳定的，只与切割的长度以及切割面有关，将本节的路径分离算法与目前传统的切割算法的消耗时间对比如图 9.15 所示，可以看出本节的路径分离算法调整切割节点拓扑关系的时间是优于传统的切割调整时间的[2]。

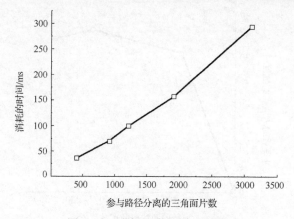

图 9.14　路径分离的时间消耗

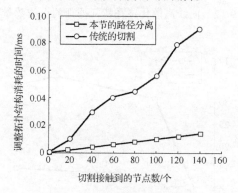

图 9.15　切割调整的时间对比

9.7　切割算法应用

本章的切割算法应用在虚拟手术系统中，该系统中切割的前序算法是碰撞检测，本节对切割算法的使用主要检测两个方面：一个是整体虚拟手术的预处理；另一个是虚拟手术系统从碰撞到瞬态显示的时间消耗。

整体虚拟手术系的预处理，本节测试的时间结果如表 9.3 所示，曲线则如图 9.16 所示。可以看出预处理的时间与三角面片的数量成正比，这个现象说明切割与碰撞检测算法的结合没有对系统造成额外的时间复杂度，总体的时间复杂度依旧为 $o(n)$，由于要建立空间拓扑关系，其时间相比建立碰撞检测增加了很多，虽然这个预处理时间较长，但是并没有影响真正的手术模拟。

表 9.3　不同三角面片数的瞬态显示时间

三角面片数	100	200	500	1000	2000	5000	10000
消耗时间/ms	9	17	38	71	150	330	684

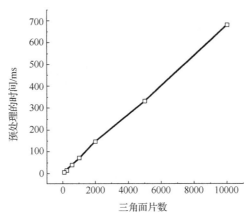

图 9.16　预处理时间

虚拟手术系统从碰撞到瞬态显示的时间消耗如表 9.4 所示，曲线图如图 9.17 所示。可以看出切割显示所消耗的时间并没有因为模型的复杂而快速上升，其增长率则如图 9.18 所示，可以看出切割算法是稳定的。根据切割显示的时间增长率可以看出切割算法在模型的复杂度不断提高且三角面片数不断增加的情况下，切割显示实际的增长率反而有所下降，最终切割消耗的时间将会趋近一个定值。

表 9.4　不同模型的切割瞬态显示速度

三角面片数	100	200	500	1000	2000	5000	10000
消耗时间/ms	19	20	20	21	21	24	27

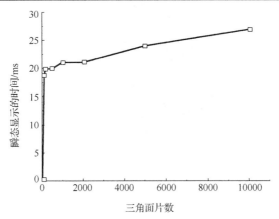

图 9.17　切割的瞬态显示时间

最后将瞬态显示的时间与传统算法切割显示的时间进行对比,如图9.19所示,可以看出瞬态显示的算法对比传统的切割算法有着更快的显示速度并且在不同切割轨迹情况下，速度的稳定性也更加优秀。这证明了基于路径分离的瞬态显示延迟调整切割思想是有研究价值的，可以将其运用到虚拟手术培训系统中进行切割效果的优化。

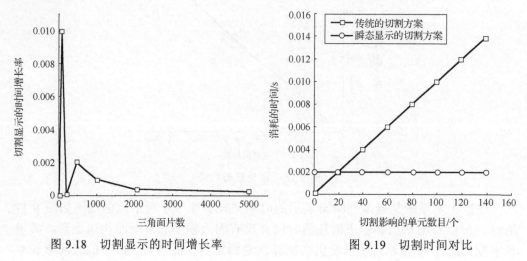

图 9.18　切割显示的时间增长率　　　　　　　图 9.19　切割时间对比

将切割算法应用于简单的正方形模型中，切割后的瞬态显示如图 9.20 所示，由于没有研究可视化方面，本节未对模型以及切割轨迹进行渲染，因此只是网格显示的图形。

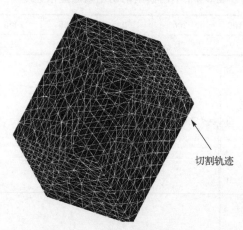

图 9.20　切割后的瞬态显示

9.8　本章小结

本章首先介绍了切割算法中对手术刀离散化的特征化处理，尽可能减少手术刀轨迹的离散点。然后借助手术刀的特征轨迹点，利用最小平方和，找到路径分离的最优路径，借助瞬态显示模块，将路径分离的点存储到瞬态显示中，直接显示切割的伪效果。最后本章研究了切割算法中的延迟调整算法，主要分析了节点偏移平摊算法以及时效性去重处理，令延迟调整中的拓扑分离可以实现，最后对切割算法进行分析，验证了本章提出的切割算法在虚拟手术系统中的可行性，并且分析了碰撞检测与切割算法结合后的一些预处理以及瞬态显示的效率。

参 考 文 献

[1] Wang M N, Mao Z Y, Ma Y Z, et al. Stable and efficient collision detection scheme for hip-surgery training system. Cluster Computing, 2018,2:1-13.

[2] Courtecuisse H, Allard J, Kerfriden P. Real-time simulation of contact and cutting of heterogeneous soft-tissues. Medical Image Analysis, 2014, 18(2):394-410.